Tammi Kirkness

Keine PANIK!

Erste Hilfe für die Seele

Sofortmaßnahmen gegen
Ängste und Sorgen

Bassermann

Statistisch gesehen leidet jeder Vierte
mindestens einmal im Leben an einer
Angst- oder Panikattacke. Diesen
Menschen ist dieses Buch gewidmet.

Mögen sie erkennen, was ihr Geist alles vollbringen
kann und wie tapfer ihr Herz ist. Mögen sie erleben,
wie es ist, im Flow zu sein.

Dieses Buch ist zudem all jenen
gewidmet, die diese mutigen Menschen
kennen und lieben.

Ich wünsche ihnen ein Leben voller Mitgefühl und
innerer Stärke sowie das Selbstvertrauen, die
Menschen um sich herum zu unterstützen.

Ein Wort zuvor

Ich bin schon so lange ich denken kann jemand, der zu viel über alles nachgrübelt und zu viel analysiert – eine Perfektionistin. Wie sich herausstellte, trugen diese Eigenschaften zu etwas bei, das sich hochfunktionale Angststörung nennt. Ich war auf Hochleistung getrimmt, sog jede Form von Anerkennung praktisch in mich auf und schien das Leben immer im Sturm zu nehmen, wurde dabei tatsächlich aber nur durch nervöse Energie angetrieben.

Als ich noch Single war, konnte ich meine Symptome und Ängste leicht verbergen. Hatte ich das Gefühl, nicht atmen zu können, ging ich nach der Arbeit einfach nach Hause, statt mit den Kollegen noch etwas zu trinken. Spulte sich ein Gespräch wieder und wieder in meinem Kopf ab, blieb ich so lange unter der Dusche, bis die Stimmen verstummten.

Dann aber verliebte ich mich in einen wunderbaren Mann, mit dem ich zusammenzog und den ich schließlich heiratete. Und als ich nicht mehr allein war, konnte ich mich auch nicht mehr auf die gewohnte Art und Weise verstecken. Er merkte es, wenn ich kurz davorstand zu hyperventilieren. Wenn ich beinahe losheulte, weil ich mich nicht entscheiden konnte, was ich zu einem saloppen Lunch anziehen sollte.

Das gipfelte in dem Tag, an dem ich eine schlimme Panikattacke hatte – ich konnte nicht atmen, mich nicht bewegen –, und er nicht wusste, was er tun sollte. Er hatte auch Angst, und das gefiel mir nicht. Ich saß auf einem Küchenstuhl, die Tränen liefen mir übers Gesicht, ich war wie gelähmt – und versuchte, ihm telepathisch zu vermitteln, was zu tun sei. Mich in eine schwere Decke zu hüllen. Die Hand nicht von meinem Arm zu nehmen. Nicht zu versuchen, mich hinzulegen. Meinen Lieblings-Beruhigungssong zu spielen. Mir beim Atmen zu helfen. Mir kein Papiertaschentuch zu reichen, weil meine Arme vergessen hatten, wie man sich bewegt. Wenn er mich von diesem Stuhl hätte runterbekommen wollen, hätte er mich wohl tragen müssen. Sehnsüchtig wünschte ich mir mein »normales« Ich, das uns beiden in der Situation geholfen hätte. Es war schrecklich, dass er sich so hilflos fühlte.

Einige Wochen später, ich war inzwischen wieder viel mehr zur Ruhe gekommen, hielt ich alle möglichen mit meiner Angst verbundenen Szenarien schriftlich fest und schrieb Anweisungen dazu, an die ich mich halten konnte, wenn erneut eine Angst- oder Panikattacke drohte.

Im Grunde schrieb ich also dieses Buch.

Ging es mir gut, sah ich ganz klar, was im Notfall zu tun war; bei einer Panikattacke aber war dieser rationale Teil meines Gehirns blockiert. Und dieses Wissen wollte ich anderen zugänglich machen.

~~~~~~~~~~

Im Zuge meiner grüblerischen Natur wollte ich auch herausfinden, warum die Menschen sind, wie sie sind, was ihnen Angst und was sie glücklich macht. Diese Neugier führte mich zu einem grundlegenden Interesse an anderen Menschen – ich wollte sie verstehen. Ich studierte Psychologie, wurde Yogalehrerin und beschäftigte mich mit energiebasierten Behandlungsmethoden sowie mit dem Coaching. Ich lernte in Ashrams, an der Uni und bei Mönchen im Süden Indiens, und nach kurzer Zeit im Personalbereich wende ich mein Wissen nun in meiner Praxis für Lebensberatung und Gesundheitsmanagement an.

Angst hat viele Gesichter. Einige Menschen kämpfen schon ihr ganzes Leben lang damit, während sie nach außen selbstkontrolliert und erfolgreich wirken. Andere sprechen offen über ihre Ängste und Sorgen. Einige nehmen Medikamente, andere nicht. Doch jeder, der schon einmal persönlich von Angst betroffen war, weiß, wie furchtbar sie sich anfühlt.

Ich glaube, dass Menschen mit Angststörungen zu den stärksten und mutigsten auf diesem Planeten gehören. Obwohl sie manchmal das Gefühl haben, unmittelbar einer Gefahr ausgesetzt zu sein, reißen sie sich zusammen und lassen sich nichts anmerken.

Wenn auch Sie zu diesen Menschen gehören, lassen Sie sich versichern: Ich bin bei Ihnen. Ich weiß, was Sie durchmachen, und hoffe, dass dieses Buch Ihnen im Notfall einen Raum neutraler oder vielleicht sogar positiver Emotionen schenken wird.

Wo beginnen?

Alltag & Arbeit

Sie fühlen sich für die ganze Welt verantwortlich? Haben Muskelverspannungen? Sie können nach der Arbeit nicht abschalten? Blättern Sie auf Seite 7.

Soziales Umfeld

Sie fürchten sich vor einer Veranstaltung? Haben Angst vor Menschenmassen? Müssen ein schwieriges Gespräch führen? Eine Rede halten? Blättern Sie auf Seite 67.

Beziehung

Sie sind unzufrieden mit Ihrem Partner? Die Kommunikation funktioniert nicht? Auch nicht beim Sex? Sie haben Angst, verlassen zu werden? Blättern Sie auf Seite 87.

Elternschaft

Sie haben Angst, etwas falsch zu machen? Sie sind erschöpft? Fühlen sich kritisch unter die Lupe genommen? Wollen immer für alle da sein? Blättern Sie auf Seite 107.

Hilfe im Notfall und Anmerkungen siehe Seite 126.

Sie wissen nicht, wo beginnen?

Dann beginnen Sie genau hier und blättern Sie um.

Alltag & Arbeit

Jeder macht sich irgendwann im Leben einmal Sorgen.
Leiden Sie momentan jedoch an Ängsten,
dann blättern Sie um, und nehmen Sie sie in Angriff.

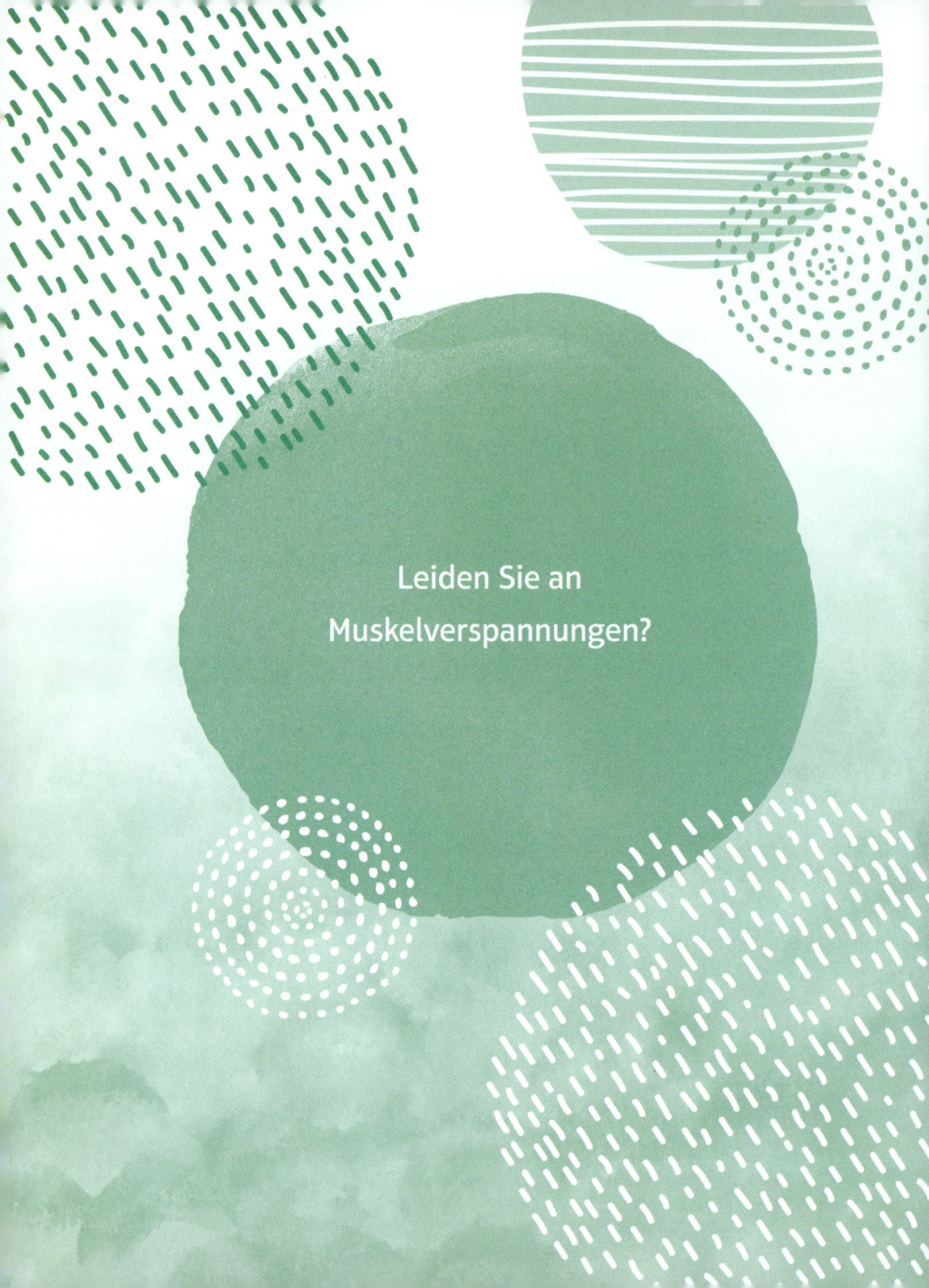

Leiden Sie an
Muskelverspannungen?

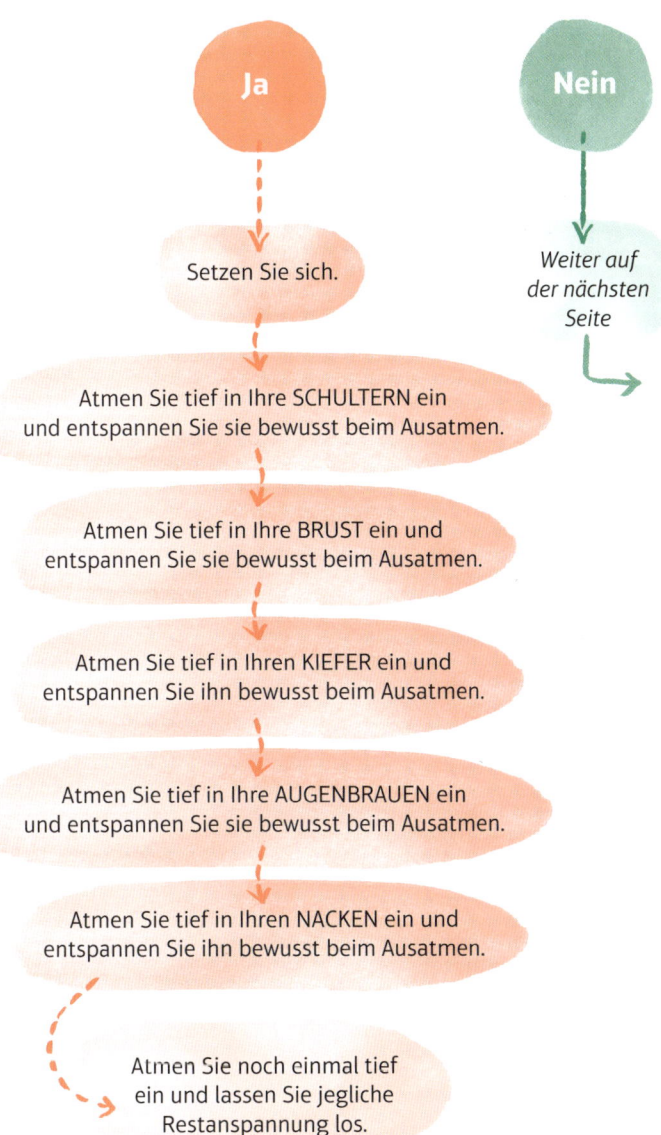

Ja

Nein

Setzen Sie sich.

Weiter auf der nächsten Seite

Atmen Sie tief in Ihre SCHULTERN ein und entspannen Sie sie bewusst beim Ausatmen.

Atmen Sie tief in Ihre BRUST ein und entspannen Sie sie bewusst beim Ausatmen.

Atmen Sie tief in Ihren KIEFER ein und entspannen Sie ihn bewusst beim Ausatmen.

Atmen Sie tief in Ihre AUGENBRAUEN ein und entspannen Sie sie bewusst beim Ausatmen.

Atmen Sie tief in Ihren NACKEN ein und entspannen Sie ihn bewusst beim Ausatmen.

Atmen Sie noch einmal tief ein und lassen Sie jegliche Restanspannung los.

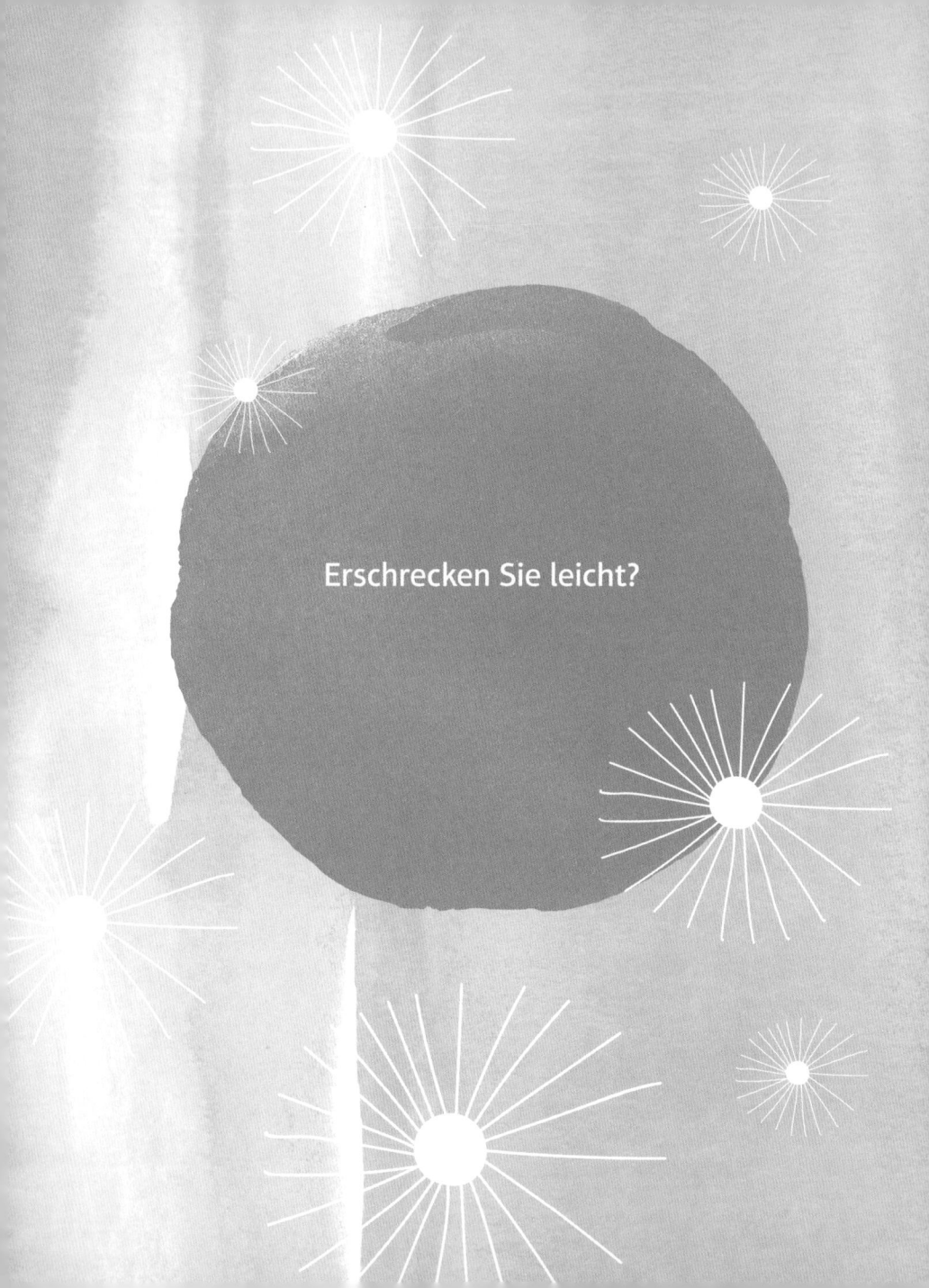

Erschrecken Sie leicht?

Ja **Nein**

Begeben Sie sich an einen ruhigen Ort, an dem Sie, wenn möglich, allein sind.

Weiter auf der nächsten Seite

Atmen Sie 4 Sekunden lang ein.

Halten Sie den Atem 4 Sekunden lang an.

Atmen Sie 4 Sekunden aus.

Halten Sie den Atem 4 Sekunden lang an.

Wiederholen Sie dies 4-mal.

Sollten Sie für den Rest des Tages von anderen Menschen umgeben sein, sagen Sie Folgendes zu ihnen: »Ich wollte euch nur mitteilen, dass ich heute ziemlich nervös und schreckhaft bin. Es würde mir sehr helfen, wenn ihr versuchen könntet, heute nur noch ruhige Bewegungen zu machen und laute Geräusche zu vermeiden.«

Möglicherweise leiden Sie an Hypervigilanz, einer erhöhten Alarmbereitschaft und Nervosität. Diese verursacht eine größere Empfindlichkeit, beispielsweise lauten Geräuschen oder direktem Hautkontakt gegenüber. Das sogenannte Box Breathing, die oben beschriebene Technik, ist entwickelt worden, um genau diese Symptome zu lindern.

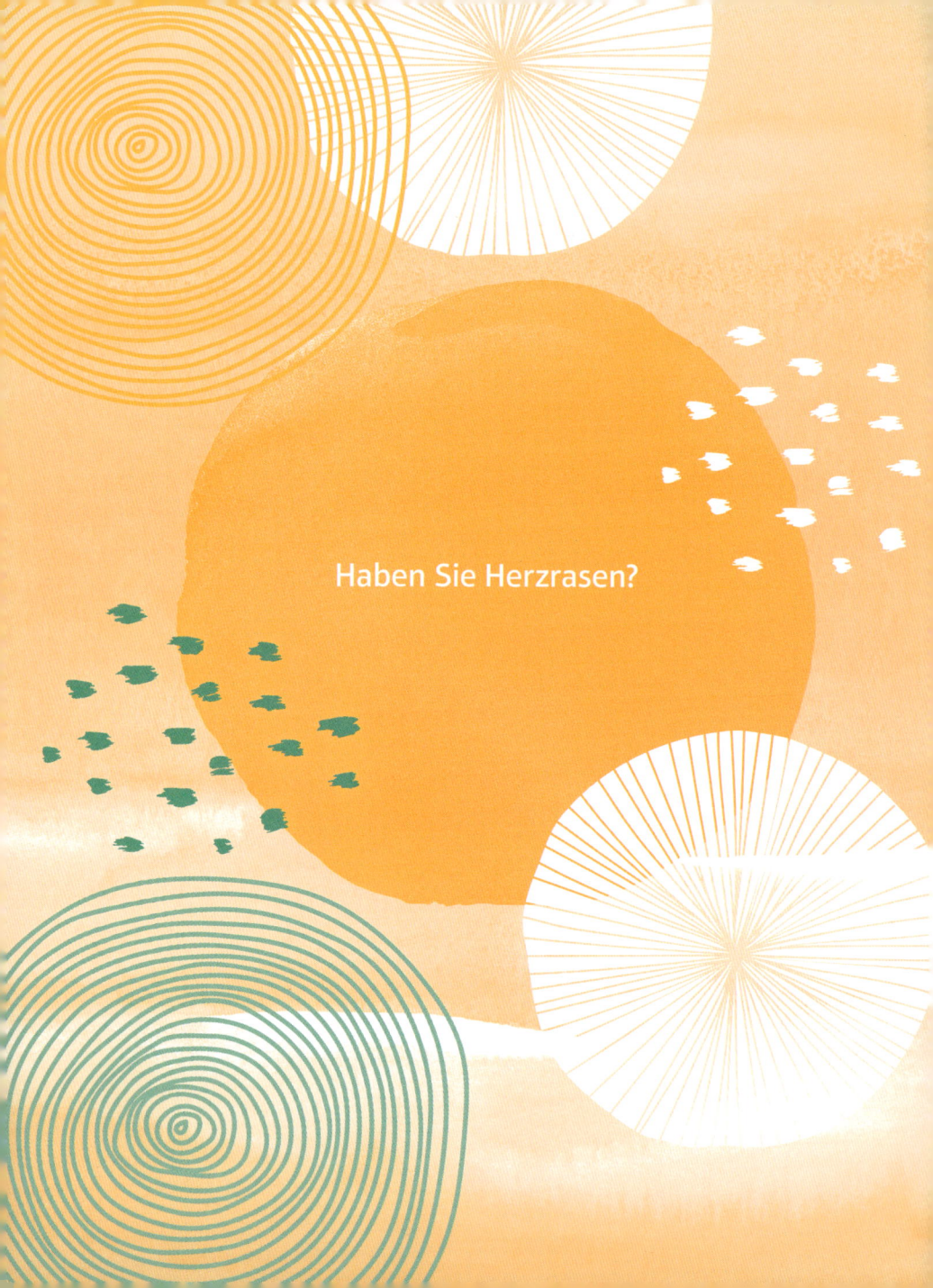

Haben Sie Herzrasen?

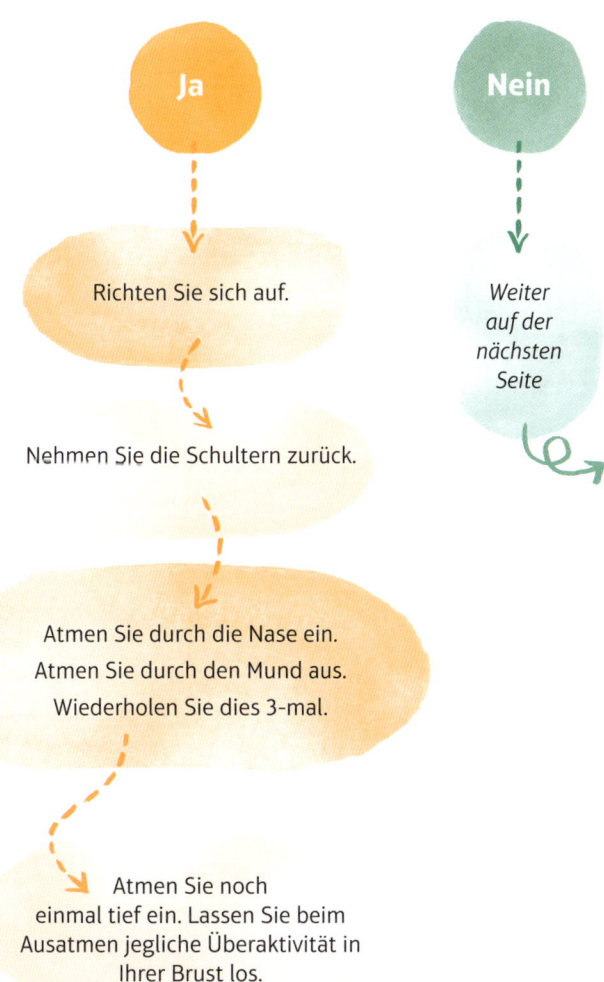

Ja

Nein

Richten Sie sich auf.

Weiter auf der nächsten Seite

Nehmen Sie die Schultern zurück.

Atmen Sie durch die Nase ein.
Atmen Sie durch den Mund aus.
Wiederholen Sie dies 3-mal.

Atmen Sie noch
einmal tief ein. Lassen Sie beim
Ausatmen jegliche Überaktivität in
Ihrer Brust los.

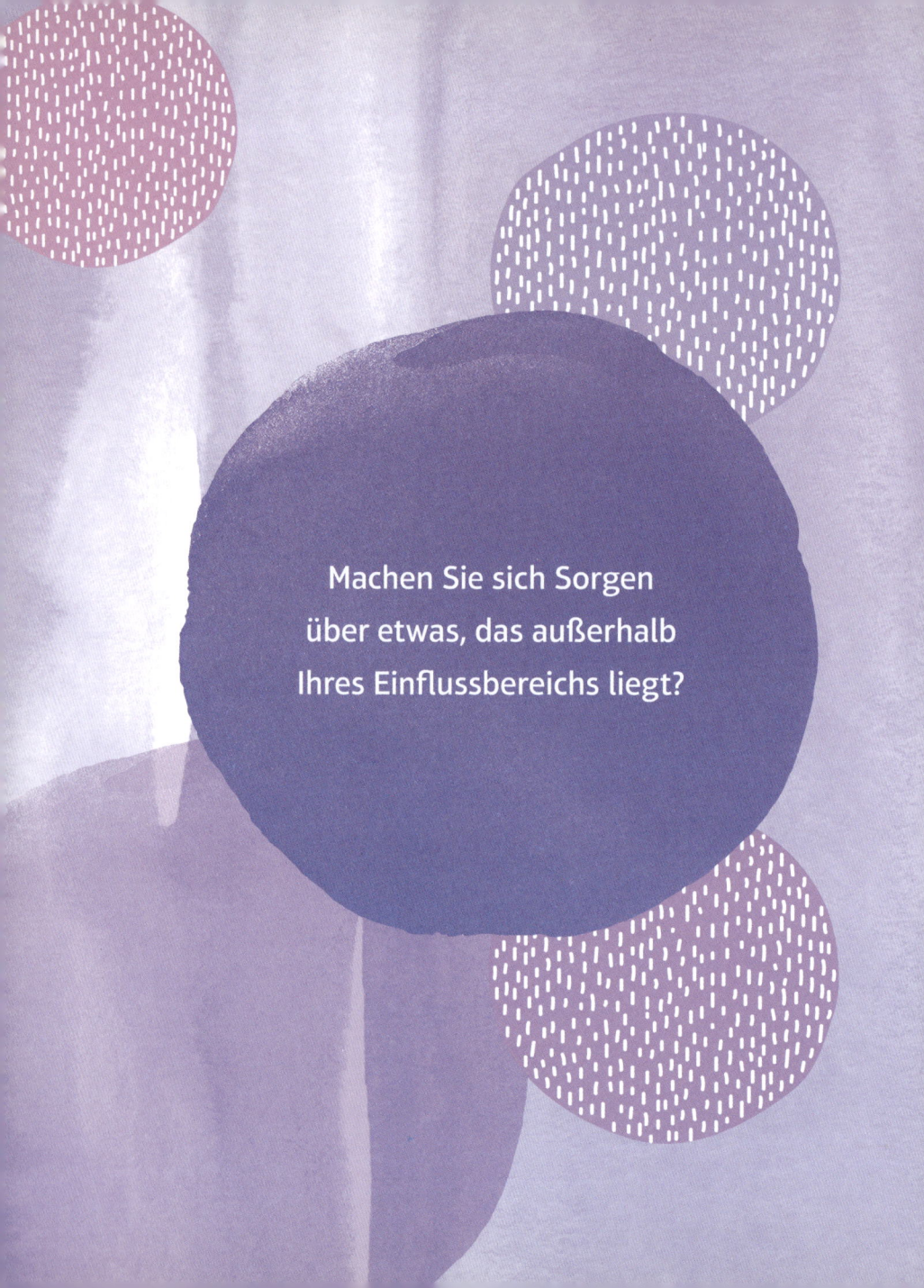

Machen Sie sich Sorgen
über etwas, das außerhalb
Ihres Einflussbereichs liegt?

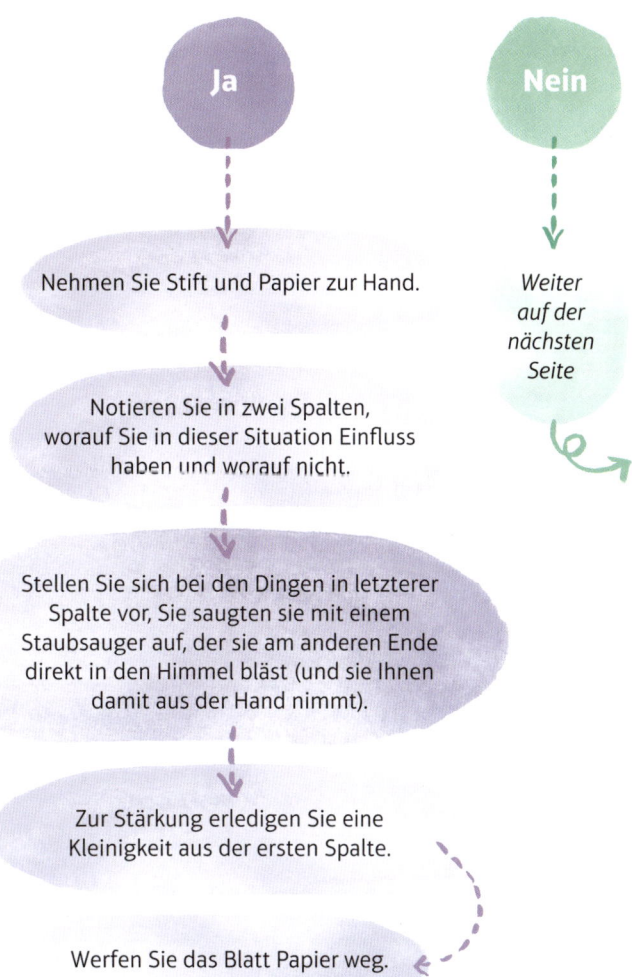

Ja

Nein

Nehmen Sie Stift und Papier zur Hand.

Weiter
auf der
nächsten
Seite

Notieren Sie in zwei Spalten,
worauf Sie in dieser Situation Einfluss
haben und worauf nicht.

Stellen Sie sich bei den Dingen in letzterer
Spalte vor, Sie saugten sie mit einem
Staubsauger auf, der sie am anderen Ende
direkt in den Himmel bläst (und sie Ihnen
damit aus der Hand nimmt).

Zur Stärkung erledigen Sie eine
Kleinigkeit aus der ersten Spalte.

Werfen Sie das Blatt Papier weg.

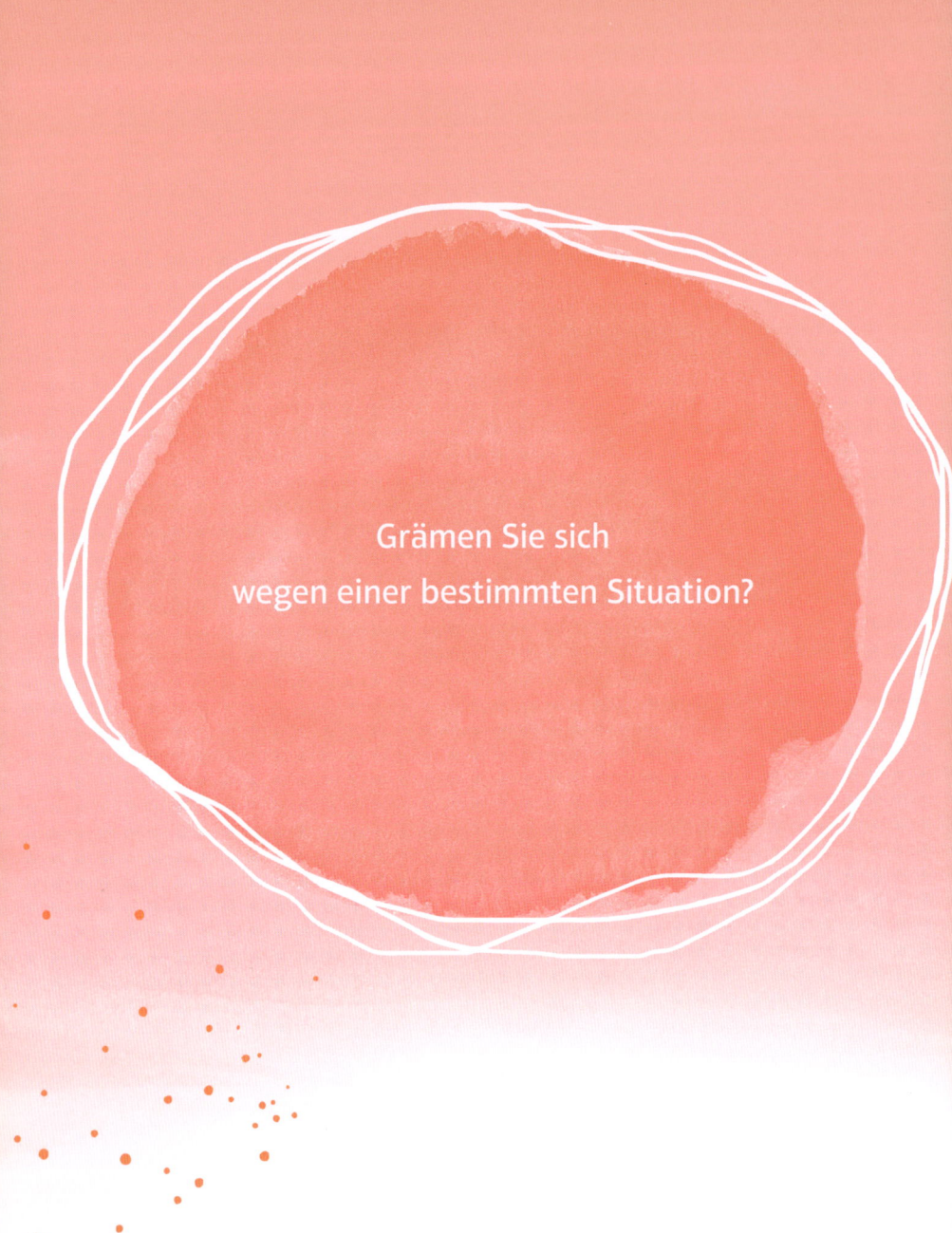

Grämen Sie sich
wegen einer bestimmten Situation?

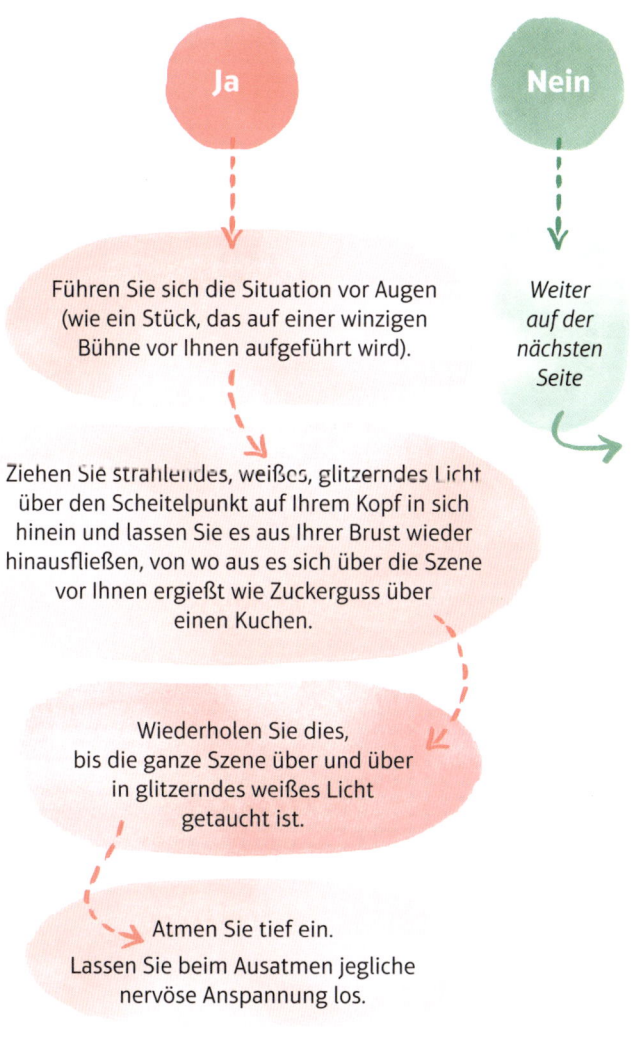

Ja	Nein

Führen Sie sich die Situation vor Augen (wie ein Stück, das auf einer winzigen Bühne vor Ihnen aufgeführt wird).

Weiter auf der nächsten Seite

Ziehen Sie strahlendes, weißes, glitzerndes Licht über den Scheitelpunkt auf Ihrem Kopf in sich hinein und lassen Sie es aus Ihrer Brust wieder hinausfließen, von wo aus es sich über die Szene vor Ihnen ergießt wie Zuckerguss über einen Kuchen.

Wiederholen Sie dies, bis die ganze Szene über und über in glitzerndes weißes Licht getaucht ist.

Atmen Sie tief ein. Lassen Sie beim Ausatmen jegliche nervöse Anspannung los.

Trat die Situation im sozialen Umfeld auf und grämen Sie sich noch immer, fahren Sie auf Seite 67 fort.

Fühlen Sie sich
auf etwas zu wenig vorbereitet?

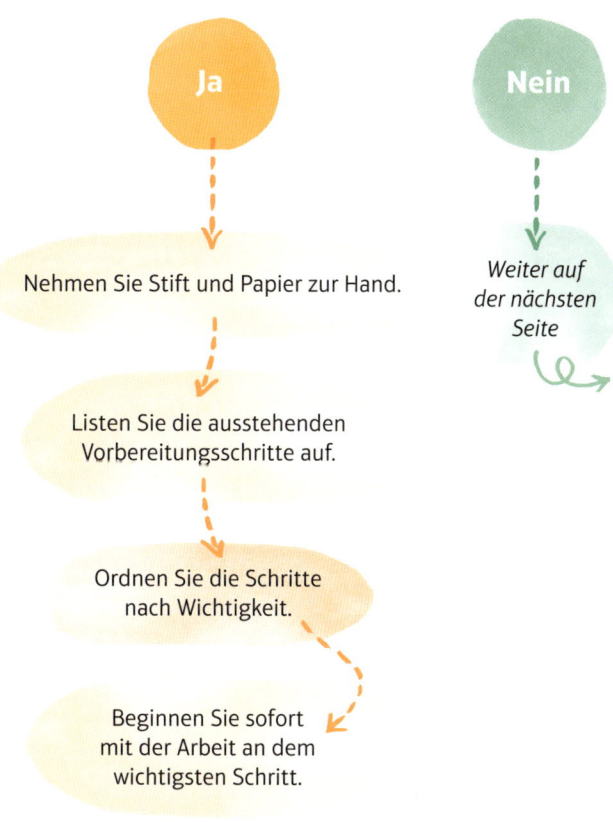

Ja

Nehmen Sie Stift und Papier zur Hand.

Listen Sie die ausstehenden Vorbereitungsschritte auf.

Ordnen Sie die Schritte nach Wichtigkeit.

Beginnen Sie sofort mit der Arbeit an dem wichtigsten Schritt.

Nein

Weiter auf der nächsten Seite

Hängen Sie zu sehr an
einem bestimmten Ergebnis?

Ja

Nein

Benennen Sie das Ergebnis.

Weiter auf der nächsten Seite

Lesen Sie das Folgende
laut vor (oder auch nur in Gedanken,
wenn Sie nicht allein sind):

»Ich löse mich vollständig
vom Ausgang der Situation.
Was heute auch geschehen mag,
es wird mir gut damit gehen. Ich löse
mich von jeglichem bestimmtem
Ausgang der Situation.«

Atmen Sie tief ein.
Lassen Sie beim Ausatmen
jegliche Anspannung los.

Fixieren wir uns zu sehr darauf, dass sich die Dinge in einer bestimmten
Weise entwickeln, kann dies unsere Emotionen destabilisieren. Je eher wir
unsere Angst vor dem Verlust einer Sache, derer wir noch nicht sicher sind
(z. B. ein Job, um den wir uns bewarben), loslassen können, desto besser
geht es uns.

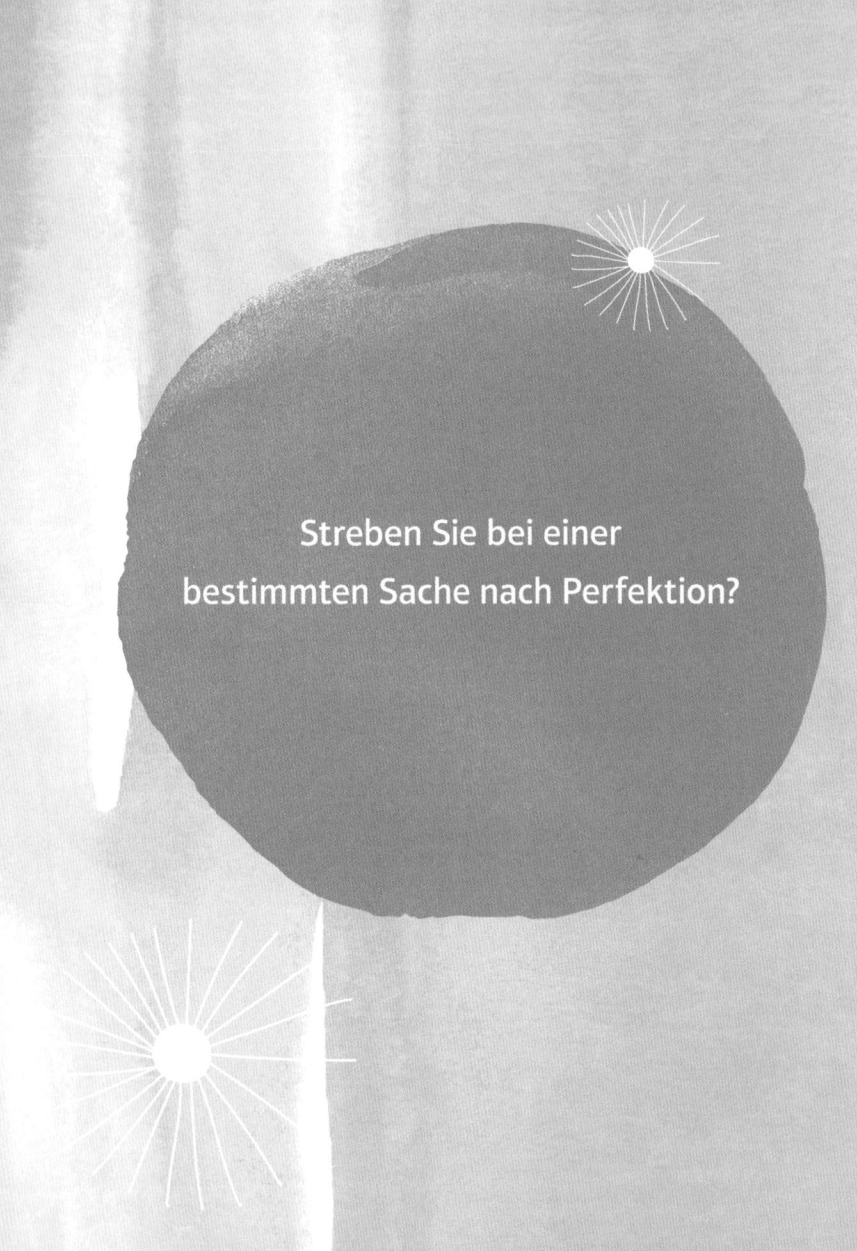

Streben Sie bei einer
bestimmten Sache nach Perfektion?

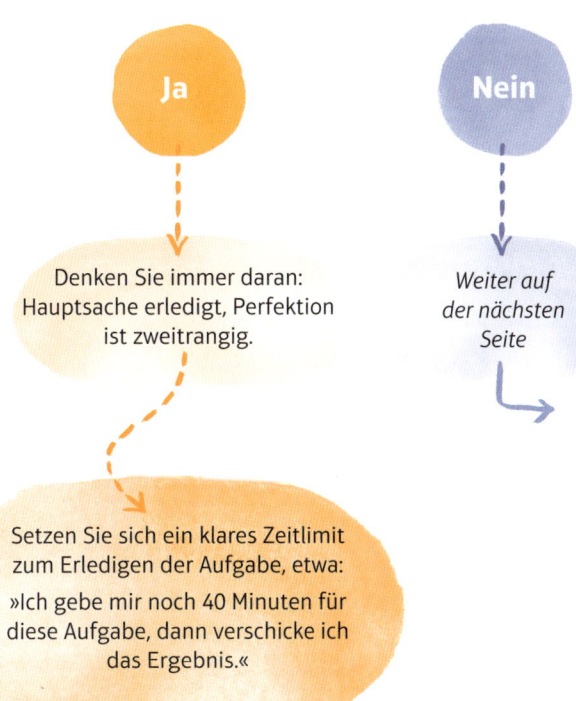

Ja

Denken Sie immer daran:
Hauptsache erledigt, Perfektion
ist zweitrangig.

Setzen Sie sich ein klares Zeitlimit
zum Erledigen der Aufgabe, etwa:

»Ich gebe mir noch 40 Minuten für
diese Aufgabe, dann verschicke ich
das Ergebnis.«

Nein

*Weiter auf
der nächsten
Seite*

Fühlen Sie sich wie gelähmt?

Ja

Nein

Stehen Sie auf.

Weiter auf der nächsten Seite

Schütteln Sie die Arme aus.

Schütteln Sie die Beine aus.

Lassen Sie die Hüften kreisen.

Drehen Sie sich im Kreis herum.

Sehen Sie in den Himmel hinauf (aus dem Fenster, wenn Sie müssen) und atmen Sie aus seiner Weite positive Energie ein.

Atmen Sie das Gefühl, stecken geblieben zu sein, aus.

 Das Gefühl, stecken geblieben oder wie gelähmt zu sein, sowie das Gefühl der Anspannung sind häufige Symptome einer Angststörung.

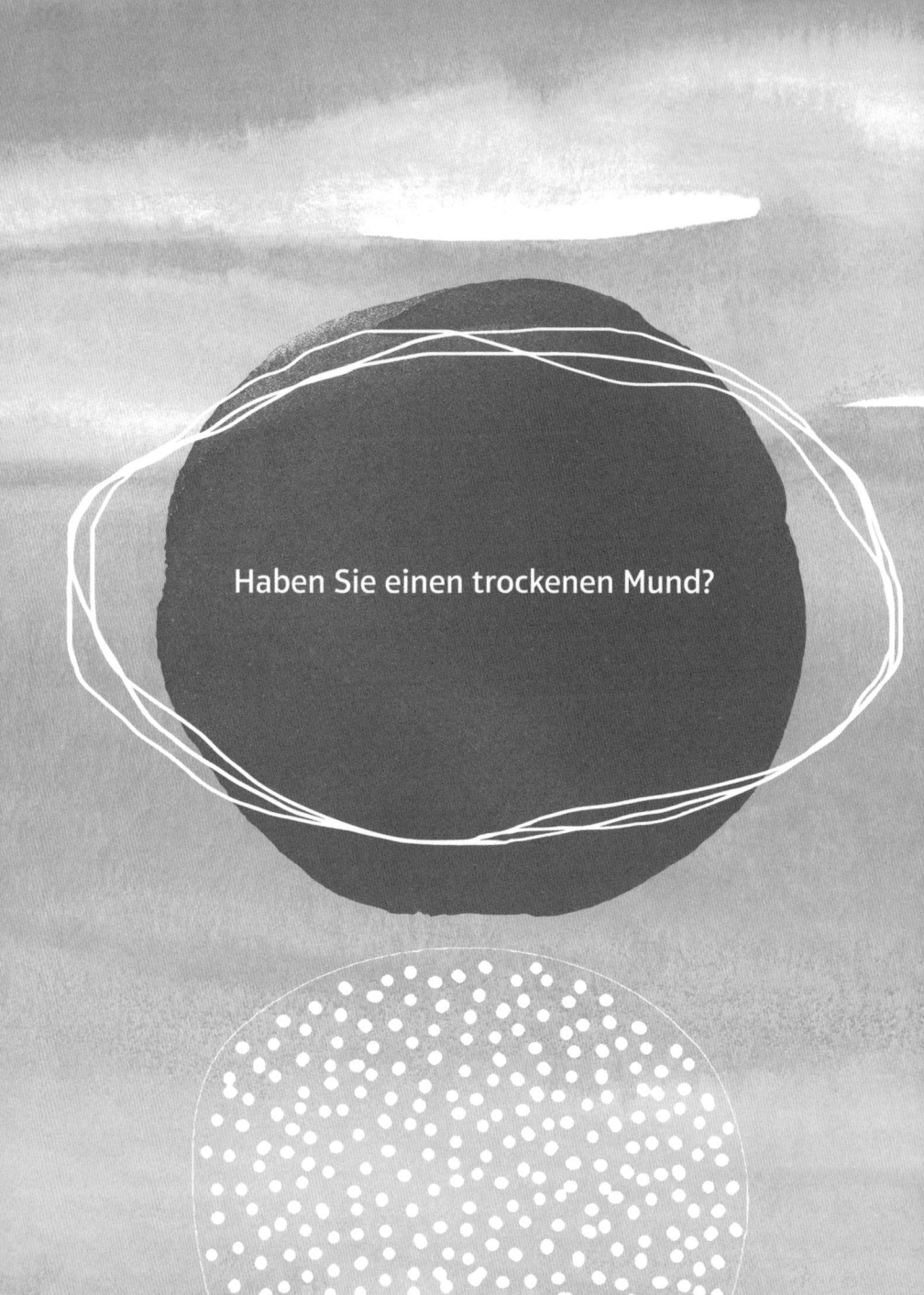

Haben Sie einen trockenen Mund?

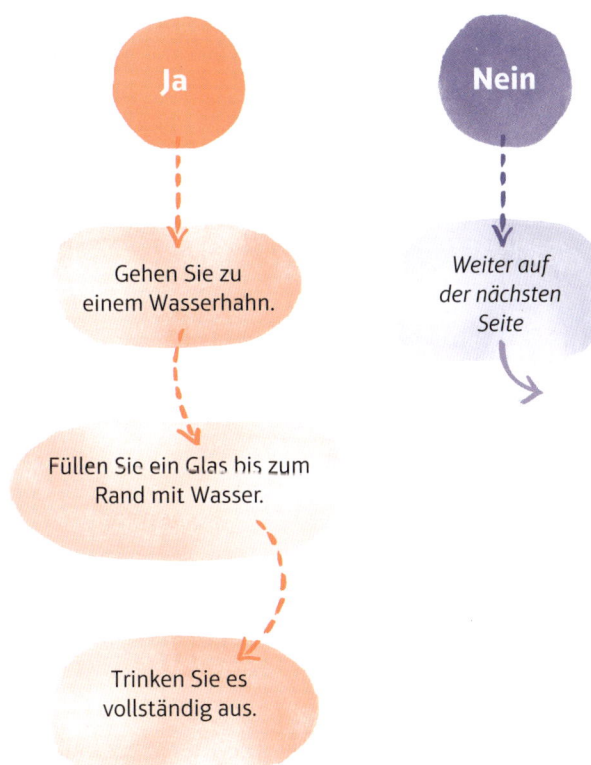

Ja

Gehen Sie zu
einem Wasserhahn.

Füllen Sie ein Glas bis zum
Rand mit Wasser.

Trinken Sie es
vollständig aus.

Nein

Weiter auf
der nächsten
Seite

Bei einer Angstattacke atmen wir oft durch den Mund, was den Speichel-
fluss vermindern kann. Das Aufstehen und Handeln – ein Glas mit Wasser
füllen – kann uns vom Gefühl der Angst ablenken und, quasi als positiver
Nebeneffekt, den Körper hydrieren. Die ausreichende Versorgung mit
Wasser ist wichtig für alle Körperfunktionen.

Spulen Sie ein Szenario
oder ein bestimmtes Gespräch
wieder und wieder
vor Ihrem geistigen Auge ab?

Ja

Nein

Stellen Sie sich das Szenario
oder Gespräch vor.

Weiter auf
der nächsten
Seite

Lesen Sie das Folgende
laut vor (oder auch nur in Gedanken,
wenn Sie nicht allein sind):

»Ich vergebe mir für meine Taten, meine Worte
und mein Verhalten in dieser Situation.

In meinem Innersten weiß ich, dass ich in dem Moment
nach bestem Wissen und Gewissen gehandelt habe.

Ich habe aus der Erfahrung gelernt und kann nun
nach vorn blicken. Ich kann mit den Folgen der
Situation leben.«

Atmen Sie tief ein.
Lassen Sie beim Ausatmen
jegliches Überanalysieren los.

Wahrscheinlich neigen Sie zum Grübeln. Sie käuen eine bestimmte
Situation in Gedanken endlos wieder, was Ihre Stimmung ver-
schlechtert und Ihre Angst verstärkt.

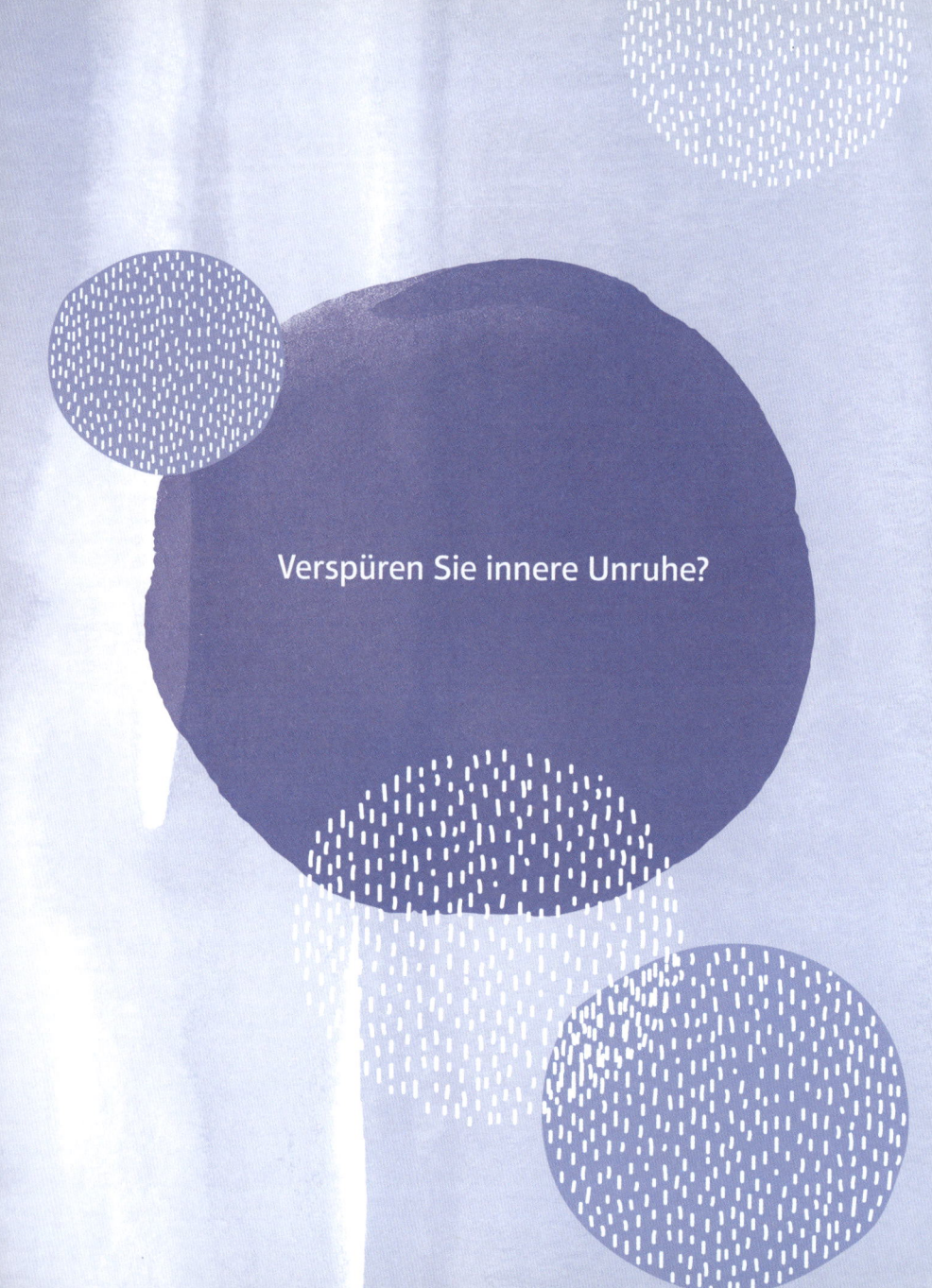

Verspüren Sie innere Unruhe?

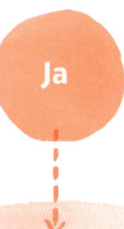

Ja

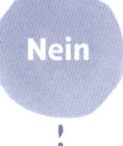

Nein

Stehen Sie auf. Als könnten Sie damit die Unruhe »ausknipsen«,

> schütteln Sie das rechte Bein aus.

> schütteln Sie das linke Bein aus.

> schütteln Sie die Hüften aus.

> schütteln Sie den rechten Arm aus.

> schütteln Sie den linken Arm aus.

> schütteln Sie den Kopf aus.

> schütteln Sie den ganzen Körper aus.

Weiter auf der nächsten Seite

Vergegenwärtigen Sie sich, worauf Sie sich für den Rest des Tages konzentrieren möchten.

Atmen Sie tief ein. Lassen Sie mit dem Ausatmen jegliche innere Unruhe los.

Tun Sie etwas für das, worauf Sie sich konzentrieren möchten.

Bei überschüssiger Energie sind wir manchmal überreizt, reizbar, aufgebracht und unruhig. Lösen wir uns nicht von dieser Energie, kann es passieren, dass wir uns mit wenig hilfreichen Mitteln wie Essen, Alkohol und/oder Fernsehen ablenken. Regelmäßige Bewegung ist einer der besten Wege, überschüssige Energie abzubauen.

Schieben Sie Dinge auf
oder haben Sie Schwierigkeiten,
sich zu konzentrieren?

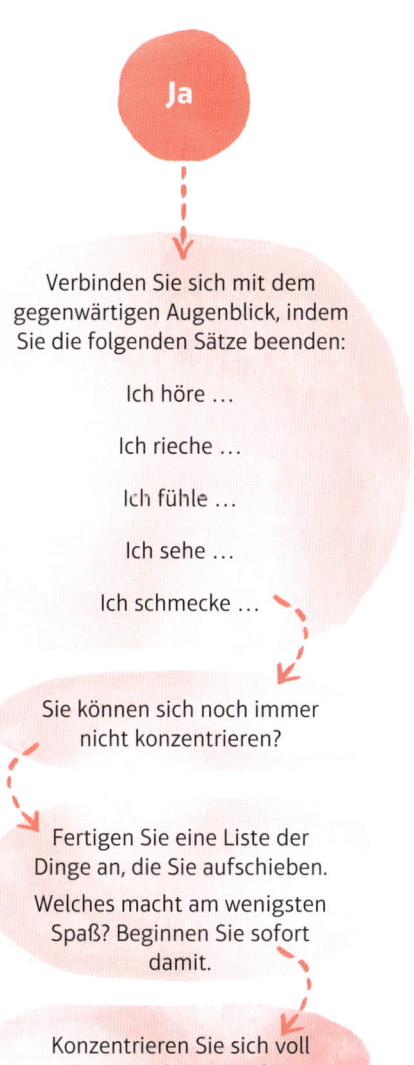

Ja

Verbinden Sie sich mit dem gegenwärtigen Augenblick, indem Sie die folgenden Sätze beenden:

Ich höre …

Ich rieche …

Ich fühle …

Ich sehe …

Ich schmecke …

Sie können sich noch immer nicht konzentrieren?

Fertigen Sie eine Liste der Dinge an, die Sie aufschieben.

Welches macht am wenigsten Spaß? Beginnen Sie sofort damit.

Konzentrieren Sie sich voll und ganz auf diese Aufgabe.

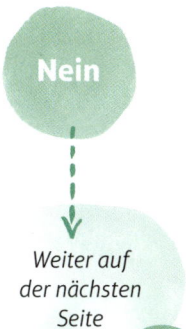

Nein

Weiter auf der nächsten Seite

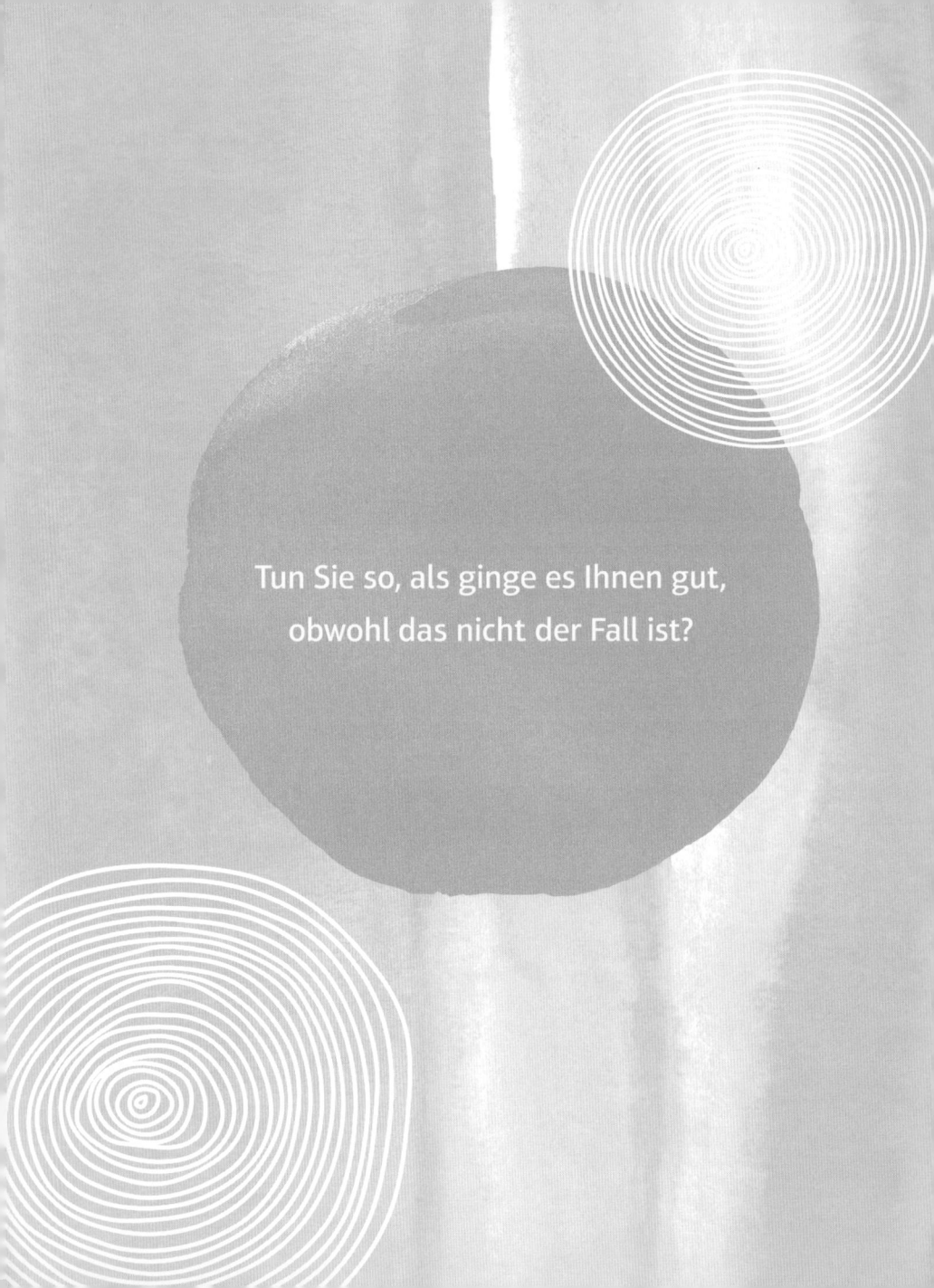

Tun Sie so, als ginge es Ihnen gut,
obwohl das nicht der Fall ist?

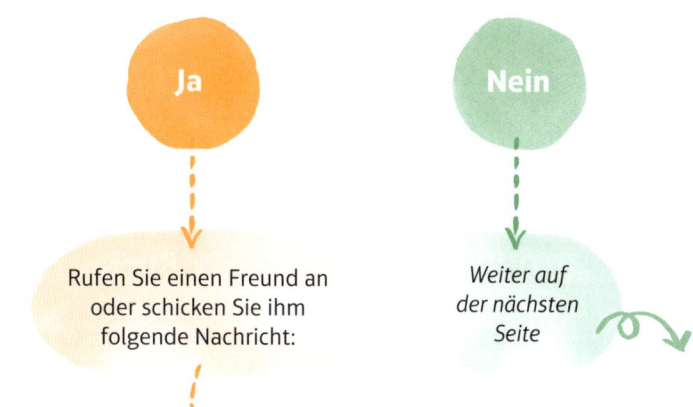

Ja

Rufen Sie einen Freund an oder schicken Sie ihm folgende Nachricht:

»Hallo, ich wollte nur sagen, dass es zwar so aussieht, als hätte ich alles unter Kontrolle, dass ich insgeheim aber mit mir kämpfe. Können wir reden? Vielleicht fällt dir ja ein, was ich als Nächstes tun könnte.«

Nein

Weiter auf der nächsten Seite

Die Psychologie nennt dieses Verhalten auch »Maskierung«: Wir verbergen unsere wahren Gefühle, um einen Status quo aufrechtzuerhalten oder uns nicht verletzlich zu zeigen.

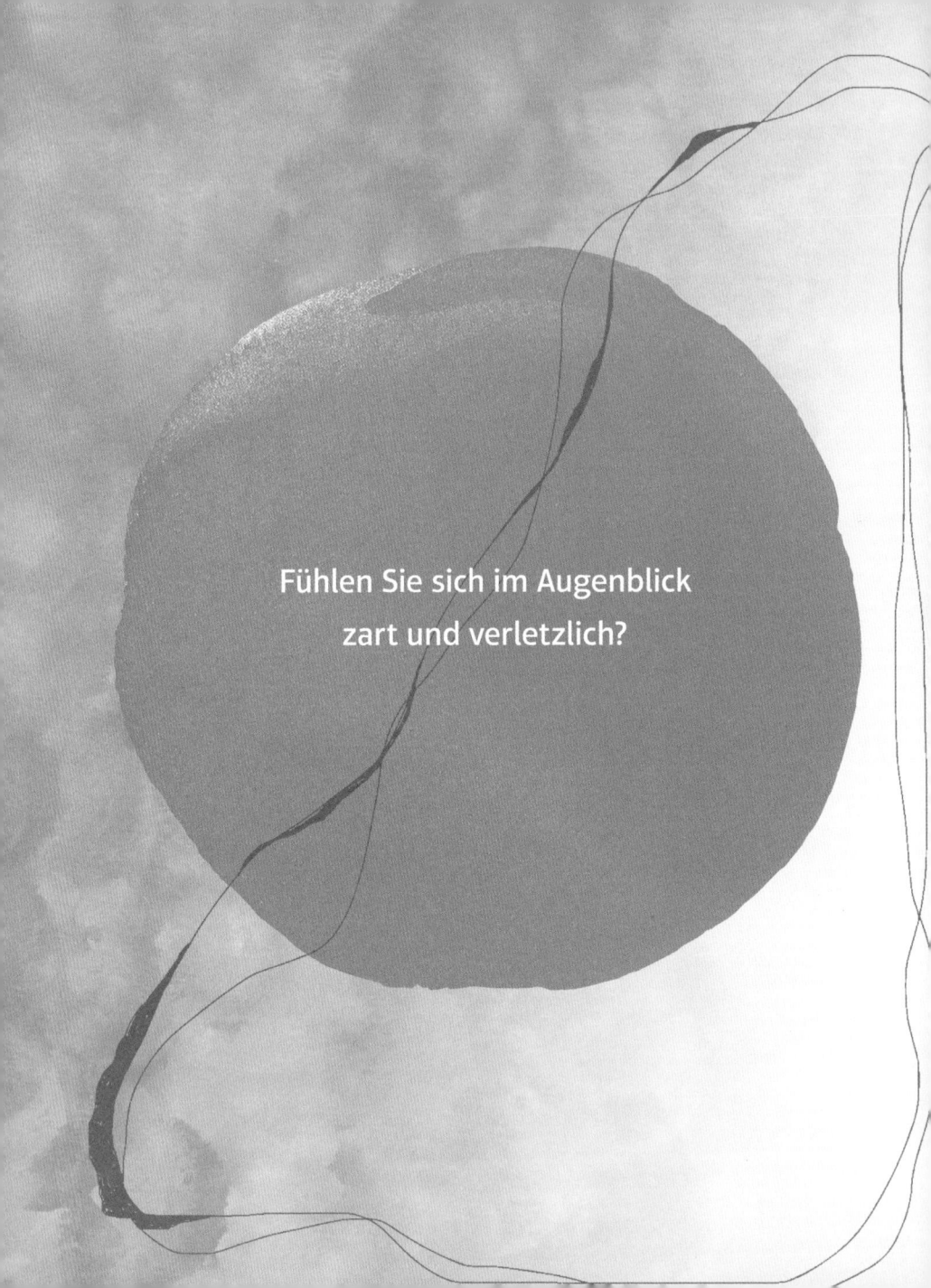

Fühlen Sie sich im Augenblick
zart und verletzlich?

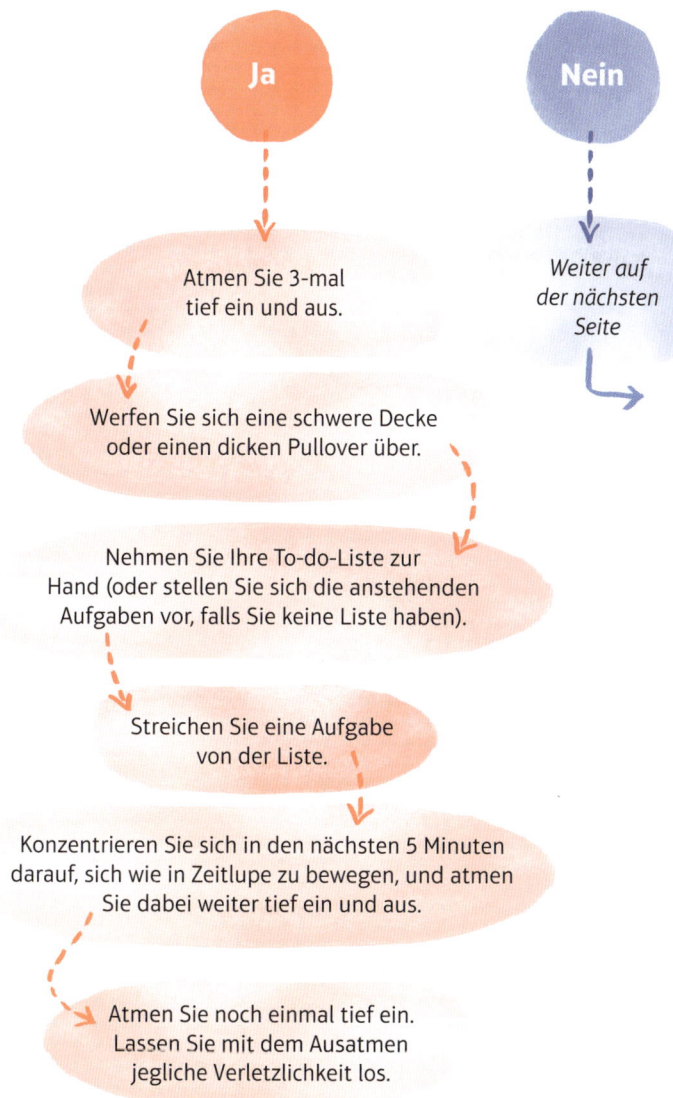

Ja

Atmen Sie 3-mal
tief ein und aus.

Werfen Sie sich eine schwere Decke
oder einen dicken Pullover über.

Nehmen Sie Ihre To-do-Liste zur
Hand (oder stellen Sie sich die anstehenden
Aufgaben vor, falls Sie keine Liste haben).

Streichen Sie eine Aufgabe
von der Liste.

Konzentrieren Sie sich in den nächsten 5 Minuten
darauf, sich wie in Zeitlupe zu bewegen, und atmen
Sie dabei weiter tief ein und aus.

Atmen Sie noch einmal tief ein.
Lassen Sie mit dem Ausatmen
jegliche Verletzlichkeit los.

Nein

*Weiter auf
der nächsten
Seite*

Fühlen Sie sich erschöpft?

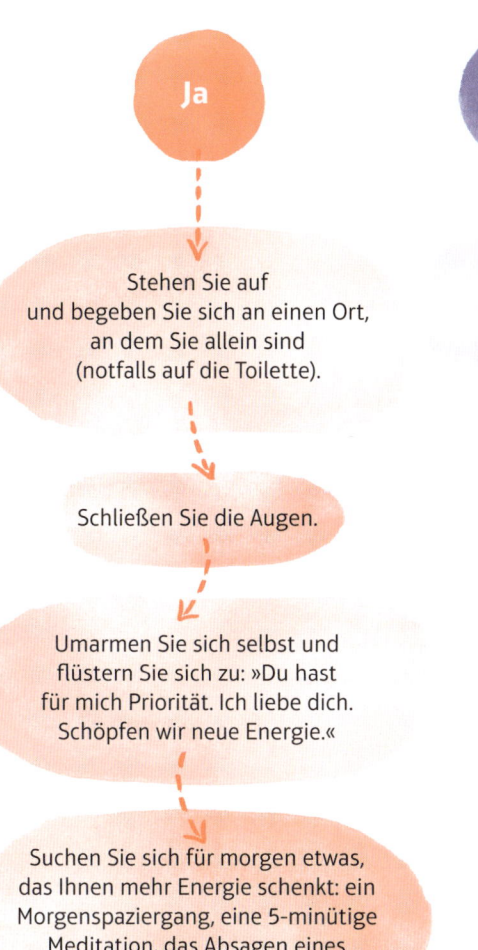

Ja

Stehen Sie auf
und begeben Sie sich an einen Ort,
an dem Sie allein sind
(notfalls auf die Toilette).

Schließen Sie die Augen.

Umarmen Sie sich selbst und
flüstern Sie sich zu: »Du hast
für mich Priorität. Ich liebe dich.
Schöpfen wir neue Energie.«

Suchen Sie sich für morgen etwas,
das Ihnen mehr Energie schenkt: ein
Morgenspaziergang, eine 5-minütige
Meditation, das Absagen eines
gefürchteten Termins.

Nein

Weiter auf
der nächsten
Seite

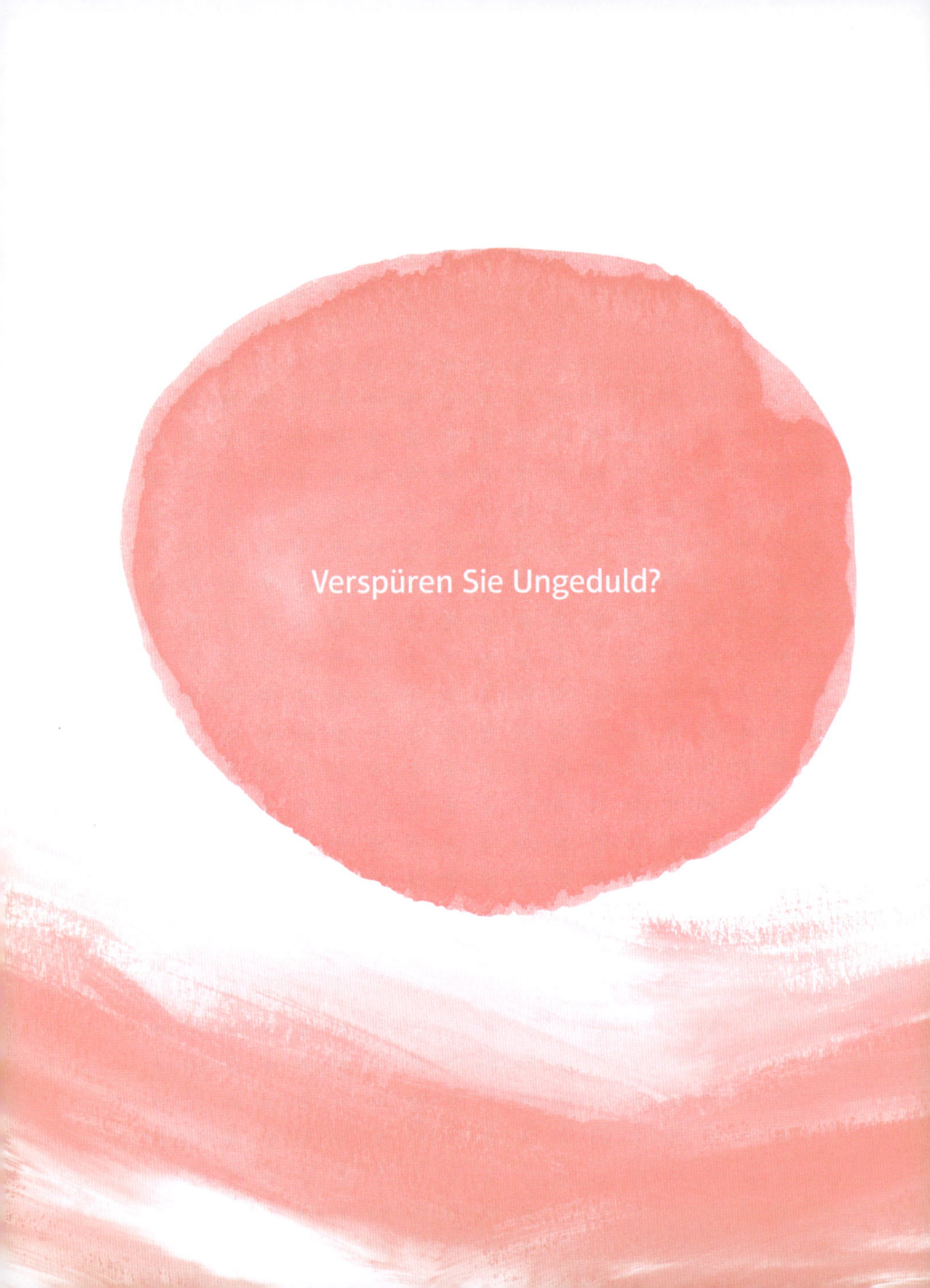

Verspüren Sie Ungeduld?

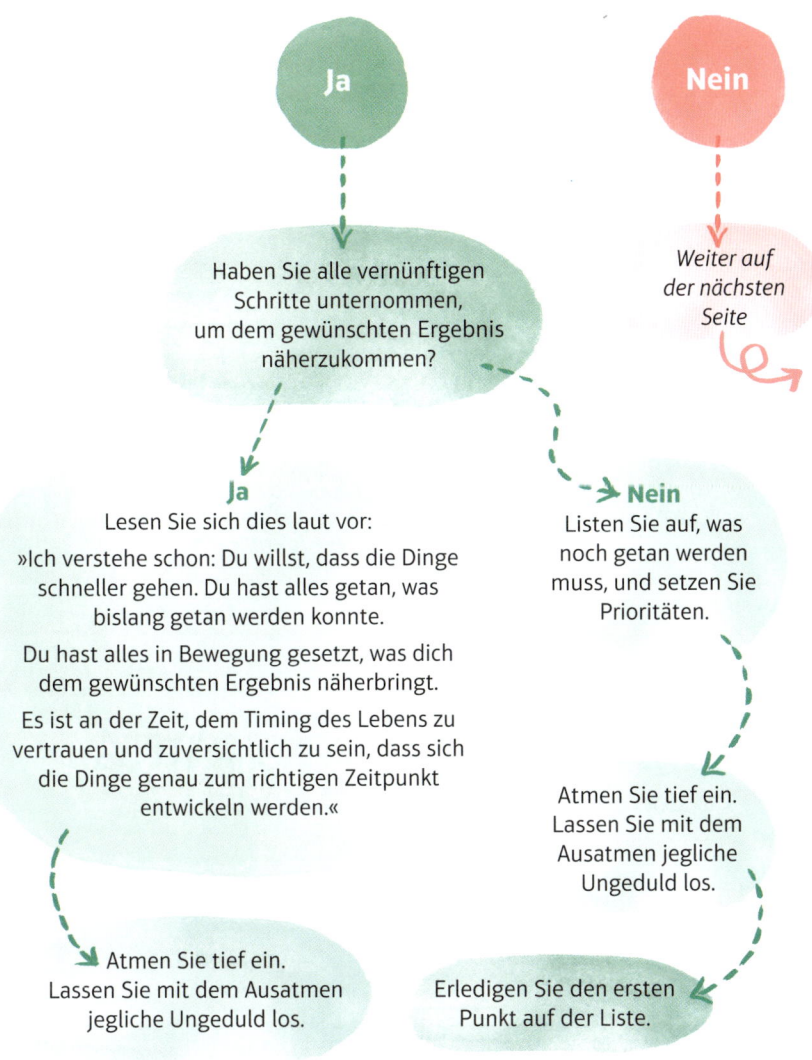

Ja

Nein

Haben Sie alle vernünftigen Schritte unternommen, um dem gewünschten Ergebnis näherzukommen?

Weiter auf der nächsten Seite

Ja

Lesen Sie sich dies laut vor:

»Ich verstehe schon: Du willst, dass die Dinge schneller gehen. Du hast alles getan, was bislang getan werden konnte.

Du hast alles in Bewegung gesetzt, was dich dem gewünschten Ergebnis näherbringt.

Es ist an der Zeit, dem Timing des Lebens zu vertrauen und zuversichtlich zu sein, dass sich die Dinge genau zum richtigen Zeitpunkt entwickeln werden.«

Nein

Listen Sie auf, was noch getan werden muss, und setzen Sie Prioritäten.

Atmen Sie tief ein. Lassen Sie mit dem Ausatmen jegliche Ungeduld los.

Atmen Sie tief ein. Lassen Sie mit dem Ausatmen jegliche Ungeduld los.

Erledigen Sie den ersten Punkt auf der Liste.

Erfüllt jemand
Ihre Erwartungen nicht?

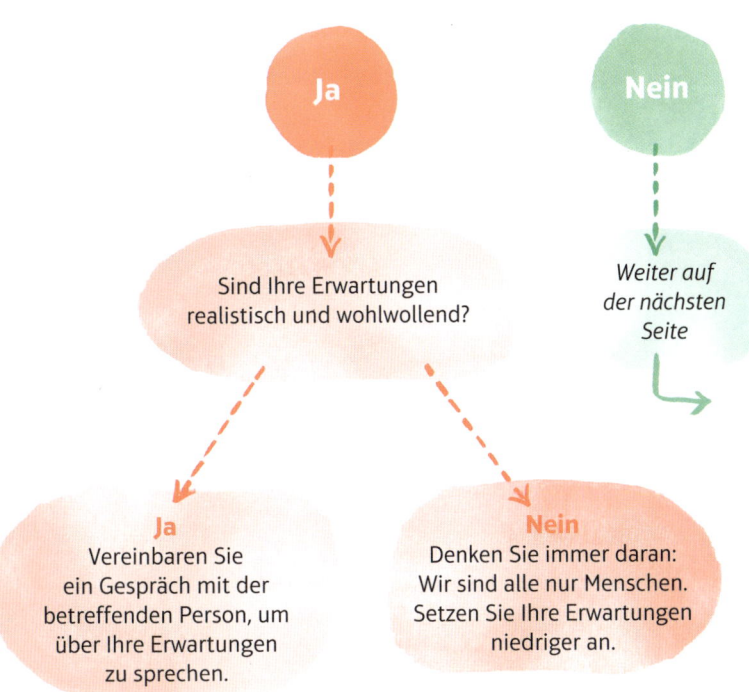

Ja

Sind Ihre Erwartungen realistisch und wohlwollend?

Nein

Weiter auf der nächsten Seite

Ja
Vereinbaren Sie ein Gespräch mit der betreffenden Person, um über Ihre Erwartungen zu sprechen.

Nein
Denken Sie immer daran: Wir sind alle nur Menschen. Setzen Sie Ihre Erwartungen niedriger an.

Handelt es sich bei diesem Jemand um Ihren Partner und brauchen Sie weitere Unterstützung, dann fahren Sie auf Seite 87 fort.

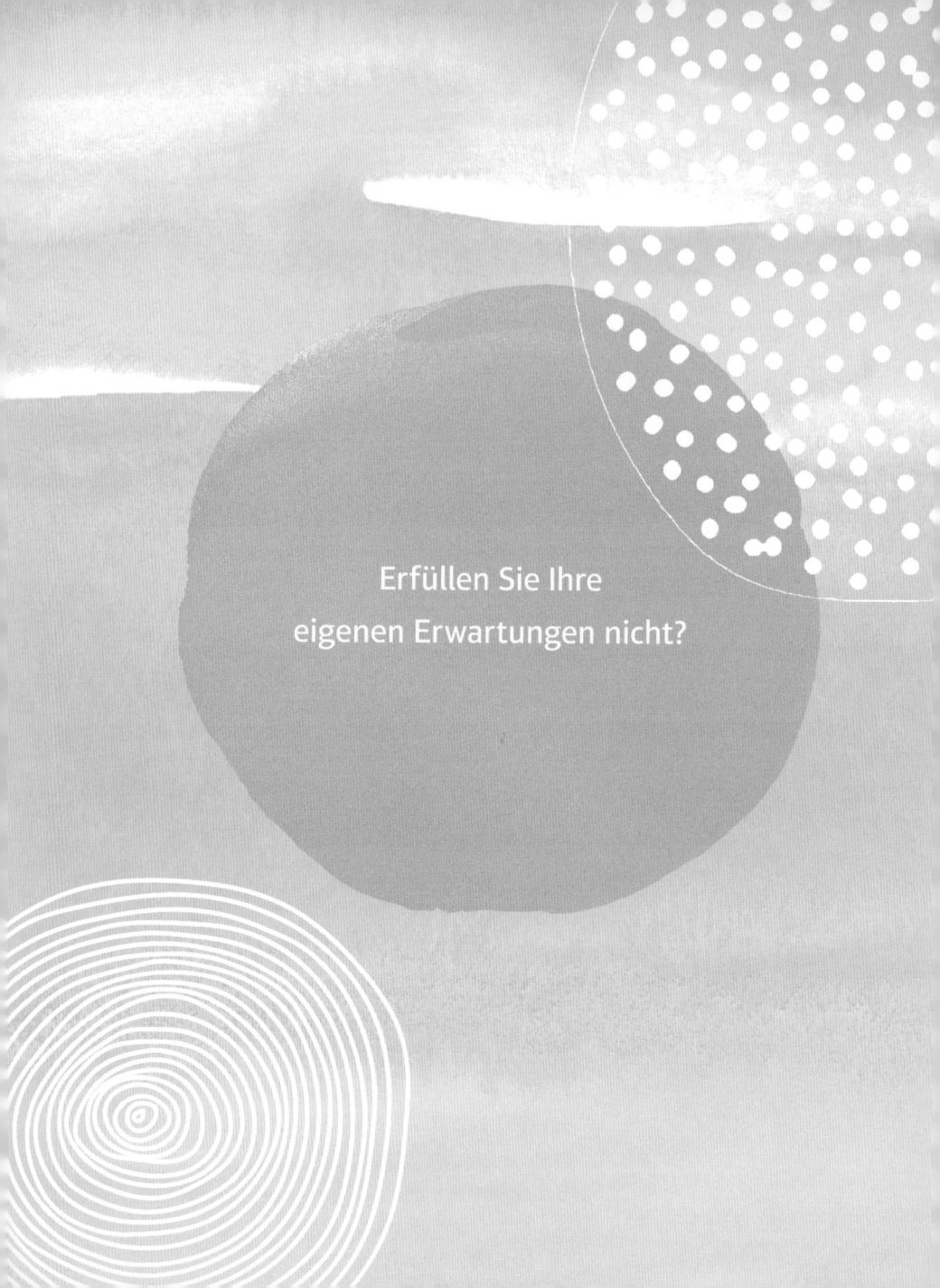

Erfüllen Sie Ihre
eigenen Erwartungen nicht?

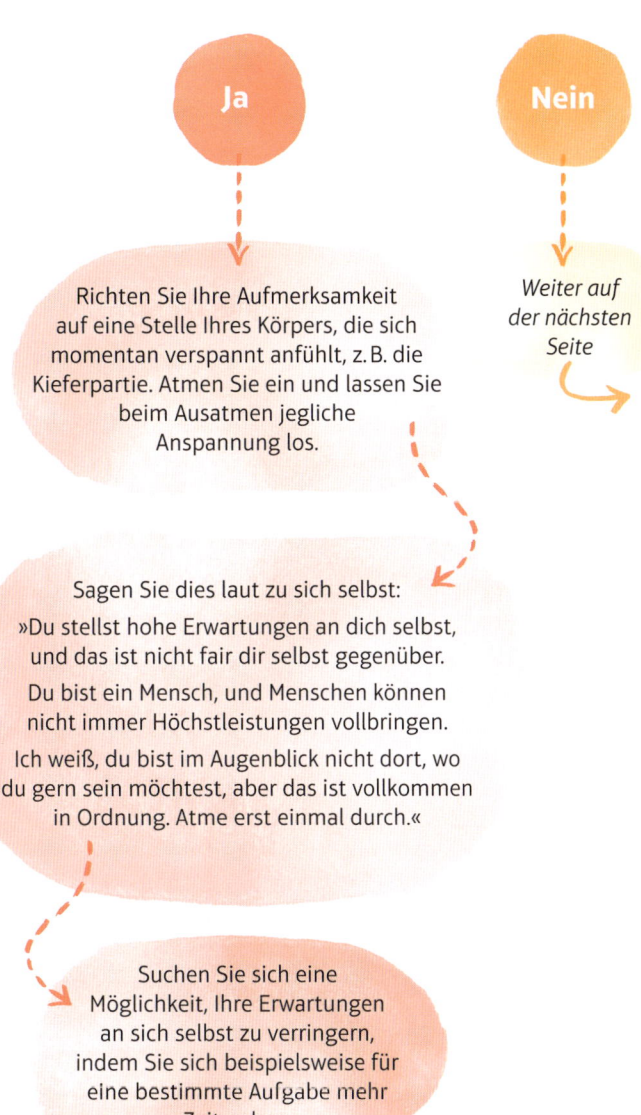

Ja

Nein

Richten Sie Ihre Aufmerksamkeit
auf eine Stelle Ihres Körpers, die sich
momentan verspannt anfühlt, z. B. die
Kieferpartie. Atmen Sie ein und lassen Sie
beim Ausatmen jegliche
Anspannung los.

*Weiter auf
der nächsten
Seite*

Sagen Sie dies laut zu sich selbst:

»Du stellst hohe Erwartungen an dich selbst,
und das ist nicht fair dir selbst gegenüber.

Du bist ein Mensch, und Menschen können
nicht immer Höchstleistungen vollbringen.

Ich weiß, du bist im Augenblick nicht dort, wo
du gern sein möchtest, aber das ist vollkommen
in Ordnung. Atme erst einmal durch.«

Suchen Sie sich eine
Möglichkeit, Ihre Erwartungen
an sich selbst zu verringern,
indem Sie sich beispielsweise für
eine bestimmte Aufgabe mehr
Zeit geben.

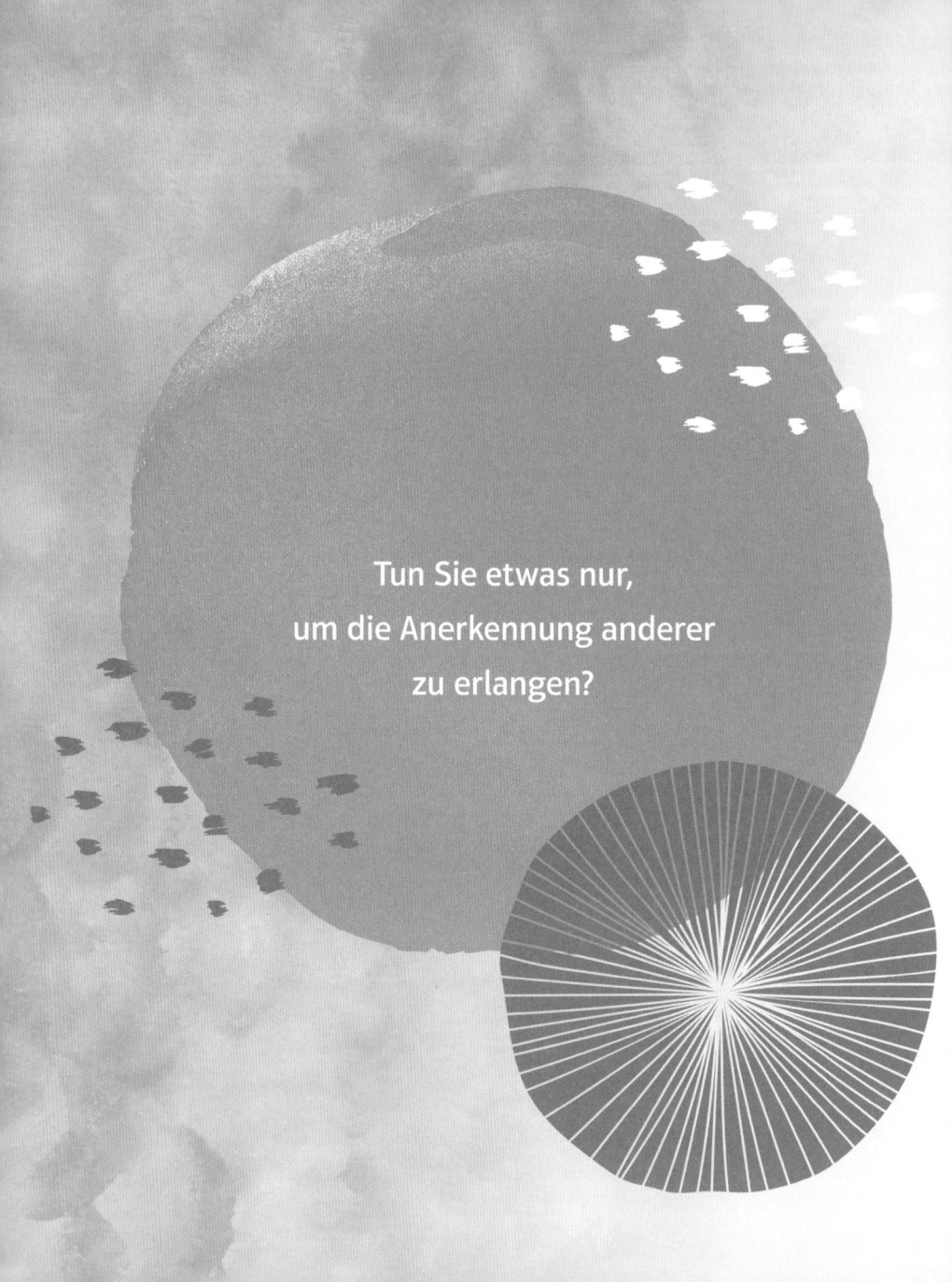

Tun Sie etwas nur,
um die Anerkennung anderer
zu erlangen?

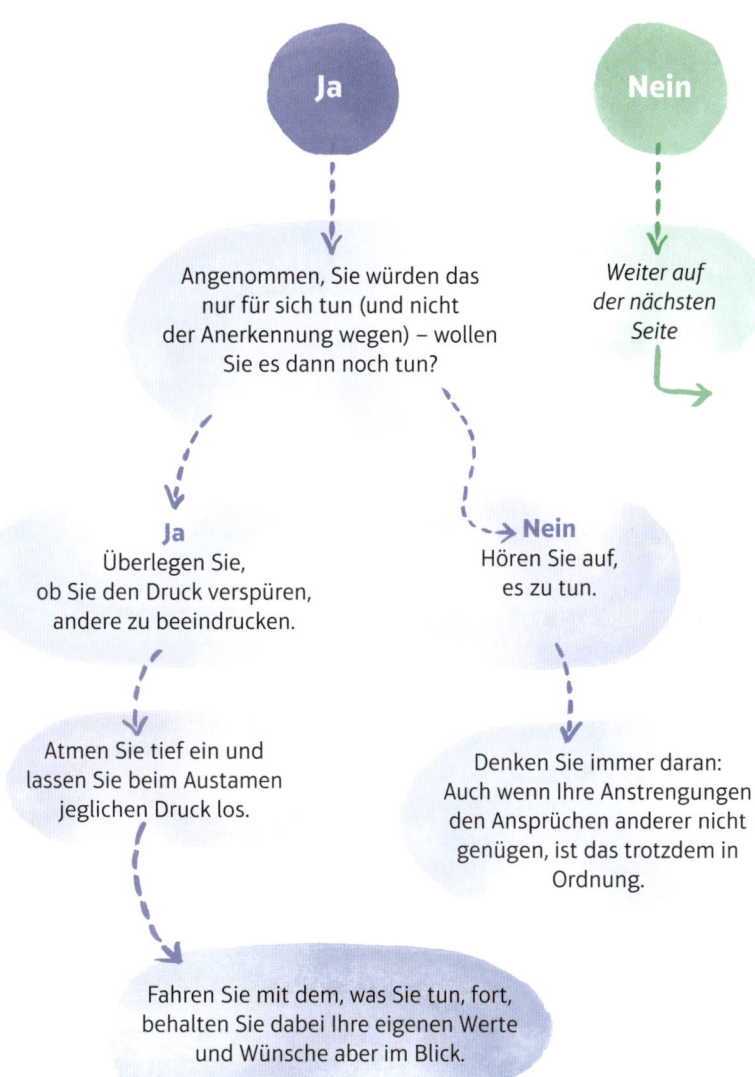

Ja

Nein

Angenommen, Sie würden das nur für sich tun (und nicht der Anerkennung wegen) – wollen Sie es dann noch tun?

Weiter auf der nächsten Seite

Ja
Überlegen Sie, ob Sie den Druck verspüren, andere zu beeindrucken.

Nein
Hören Sie auf, es zu tun.

Atmen Sie tief ein und lassen Sie beim Austamen jeglichen Druck los.

Denken Sie immer daran: Auch wenn Ihre Anstrengungen den Ansprüchen anderer nicht genügen, ist das trotzdem in Ordnung.

Fahren Sie mit dem, was Sie tun, fort, behalten Sie dabei Ihre eigenen Werte und Wünsche aber im Blick.

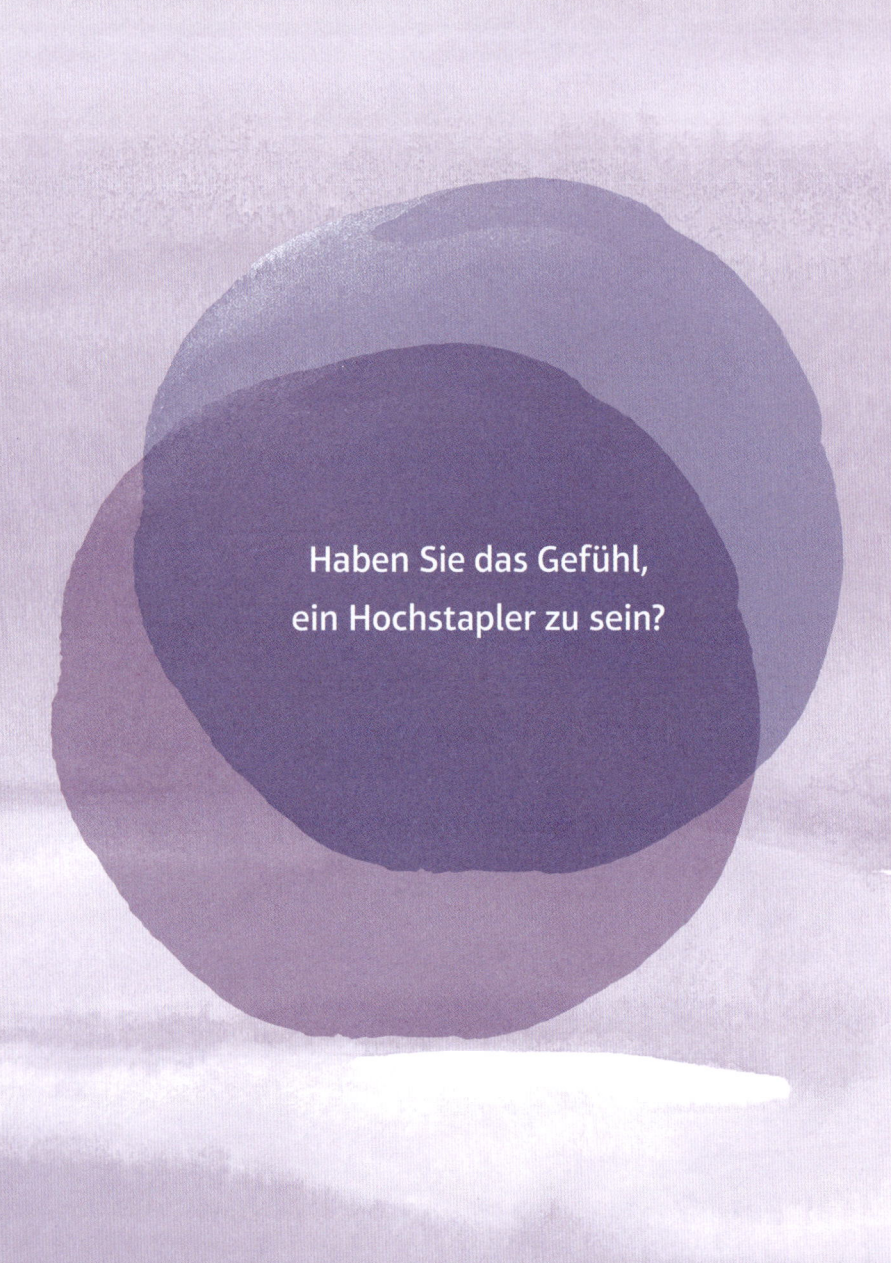

Haben Sie das Gefühl,
ein Hochstapler zu sein?

Ja

Finden Sie heraus,
in welcher Situation das so ist.

Nein

*Weiter auf
der nächsten
Seite*

Fragen Sie sich Folgendes:
»Warum habe ich es verdient, …
[Spezifizieren Sie hier die Situation, z. B. den
Vortrag halten zu dürfen, diesen Preis zu
bekommen, auf der Welt zu sein.]?«

Notieren Sie 5 handfeste
Antworten auf diese Frage.

Atmen Sie tief ein.
Lassen Sie beim Ausatmen
jegliche Angst los.

»Hochstapler-Syndrom« ist eine nicht-klinische Diagnose, bei der der Patient
das Gefühl hat, in einer bestimmten Situation zu »betrügen«, und Angst
davor hat, dass man ihm »auf die Schliche kommt«. Das kann zu Nervosität
und weiteren Ängsten führen.

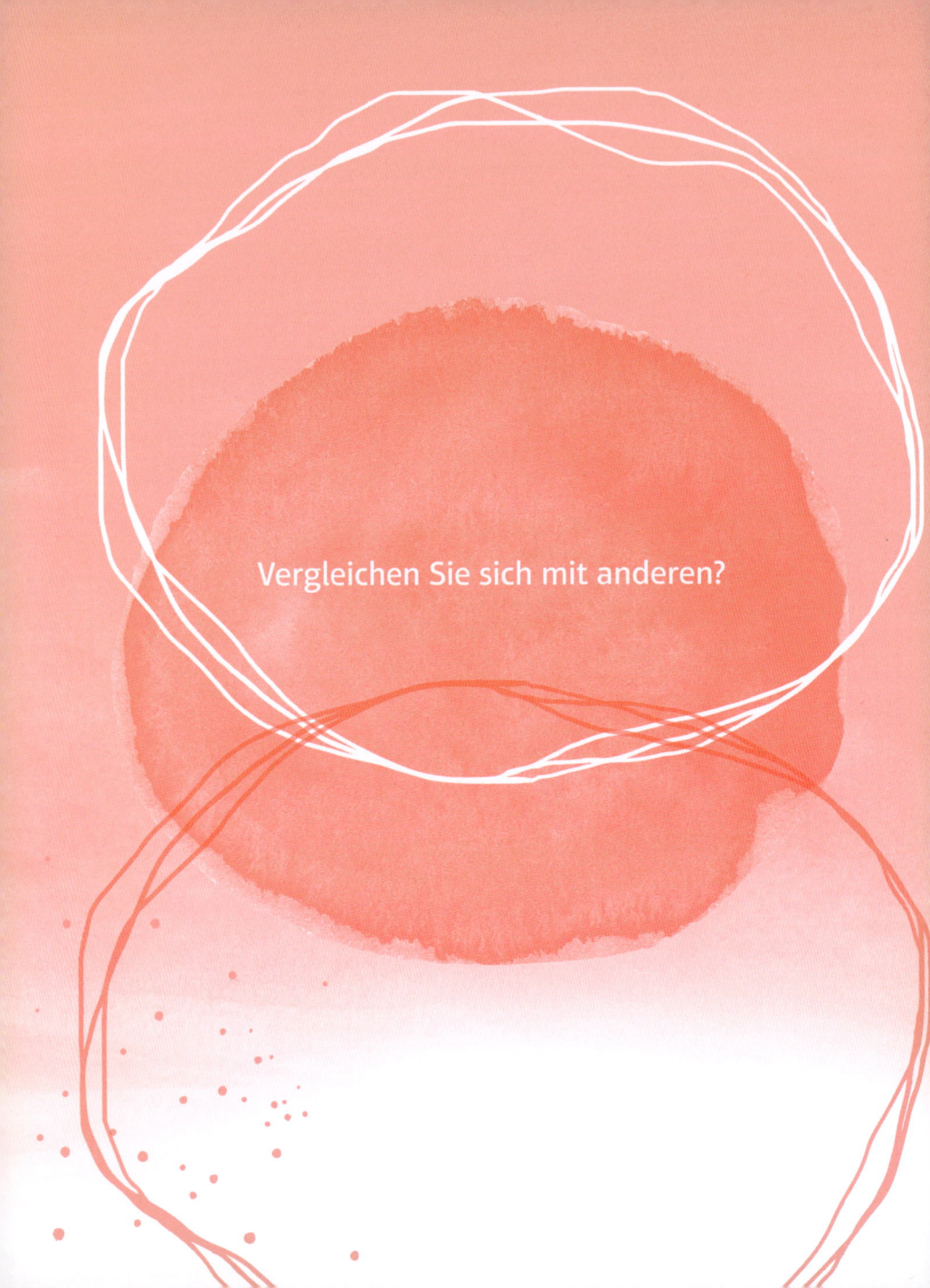

Vergleichen Sie sich mit anderen?

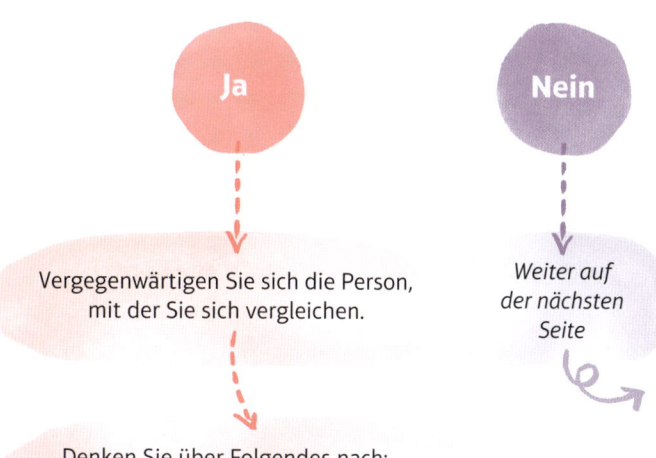

Ja

Nein

Vergegenwärtigen Sie sich die Person, mit der Sie sich vergleichen.

Weiter auf der nächsten Seite

Denken Sie über Folgendes nach: Wenn wir über andere urteilen, weil sie haben, was wir wollen, gelangen wir dadurch auch nicht schneller an das Gewünschte.

Auch wenn es schwerfällt – sagen Sie in Gedanken Folgendes:

»Liebe(r) … [Name der Person], ich freue mich sehr für dich, dass du … [das Gewünschte]. Das ist wirklich schön für dich, herzlichen Glückwunsch!«

ZUSATZAUFGABE Wenn Sie denjenigen persönlich kennen, rufen Sie ihn an oder schreiben Sie ihm eine Mail und sagen Sie es ihm direkt.

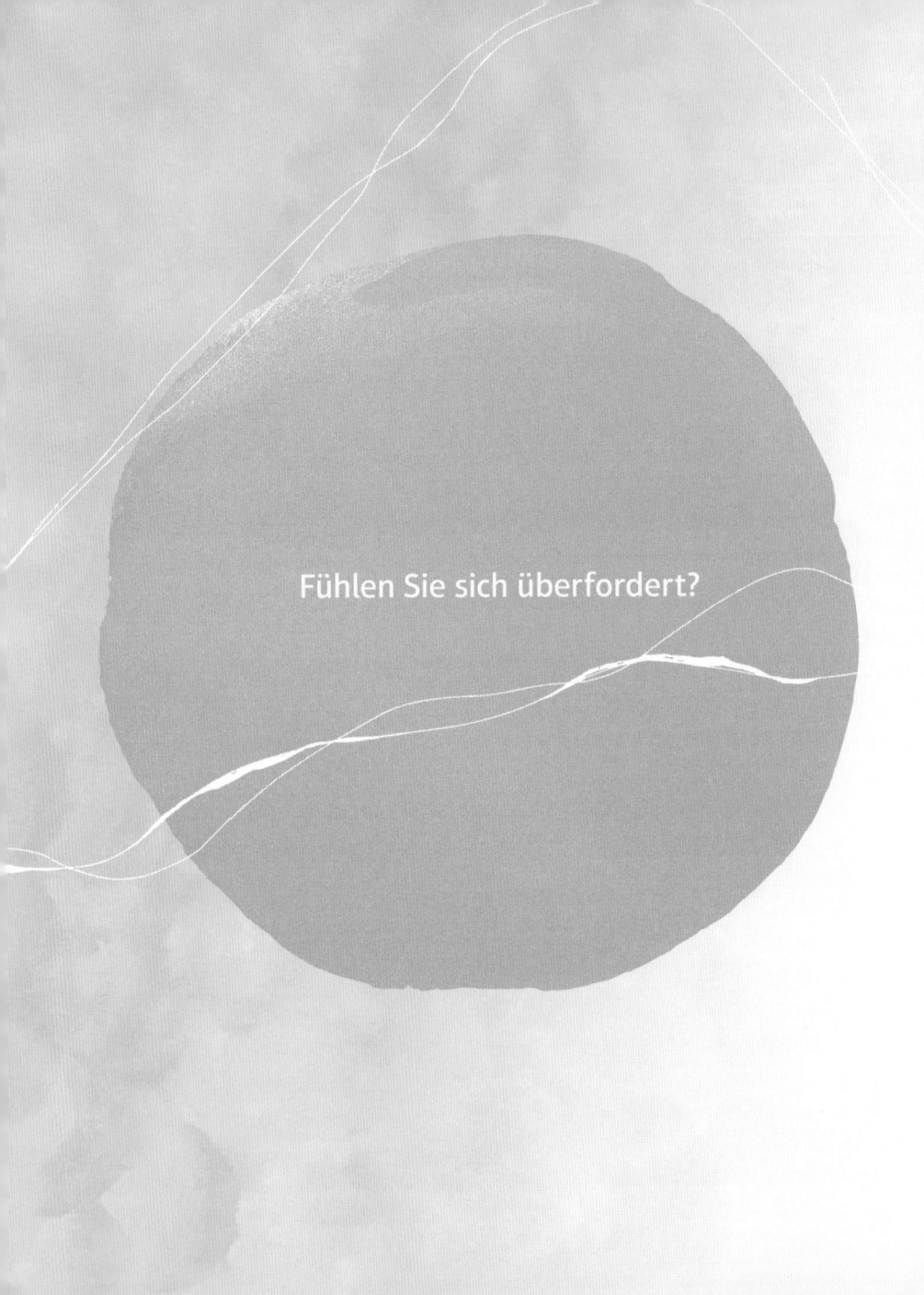

Fühlen Sie sich überfordert?

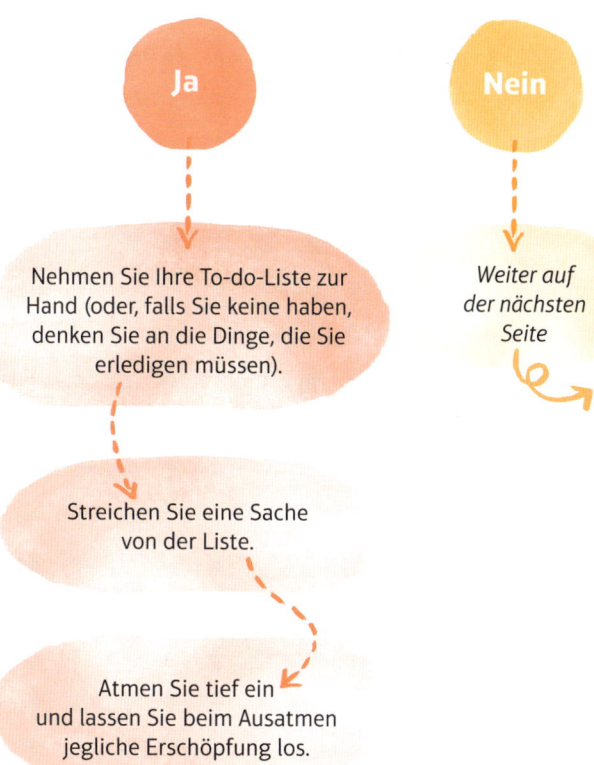

Ja

Nehmen Sie Ihre To-do-Liste zur Hand (oder, falls Sie keine haben, denken Sie an die Dinge, die Sie erledigen müssen).

Streichen Sie eine Sache von der Liste.

Atmen Sie tief ein und lassen Sie beim Ausatmen jegliche Erschöpfung los.

Nein

Weiter auf der nächsten Seite

53

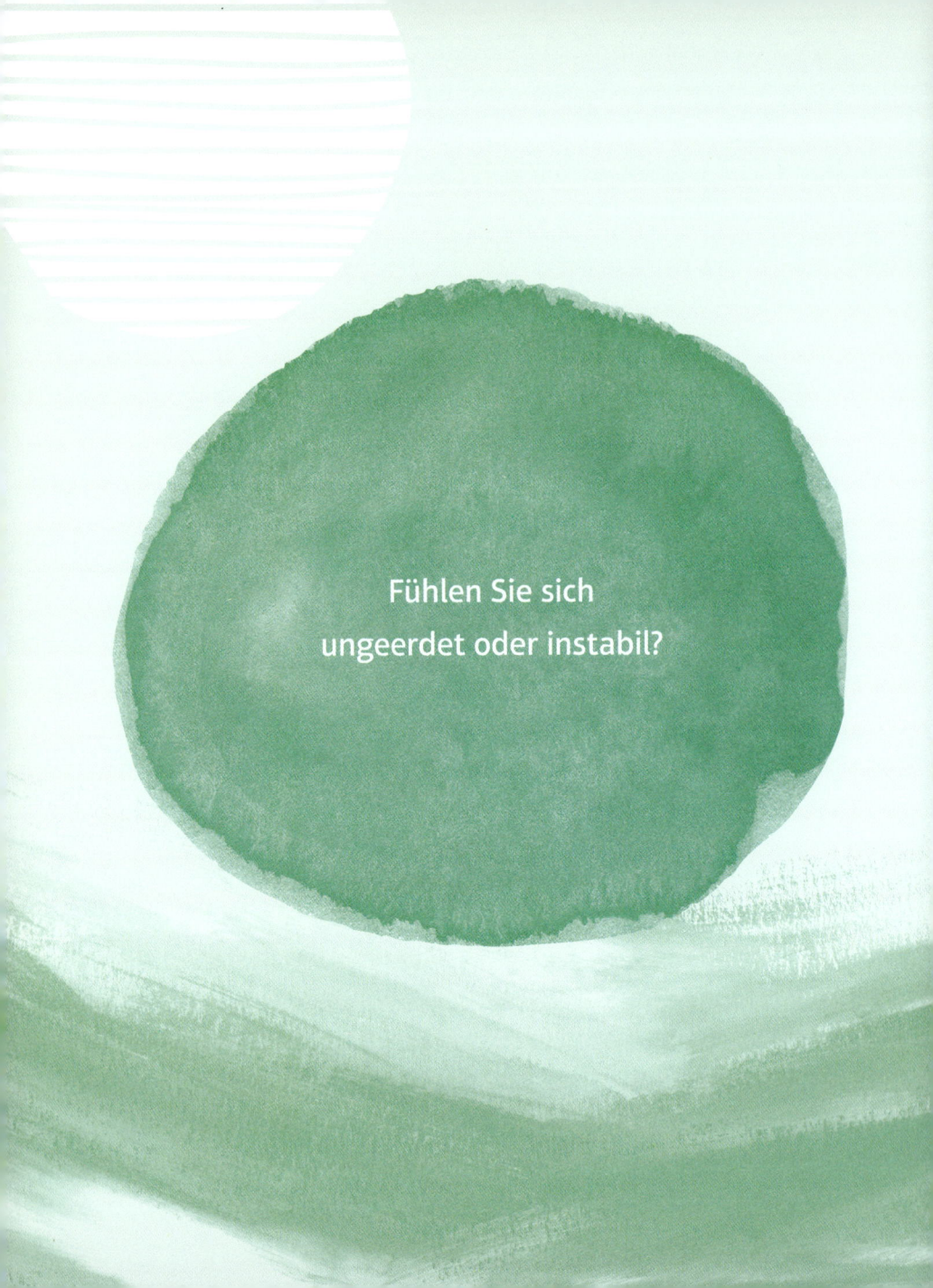

Fühlen Sie sich
ungeerdet oder instabil?

Ja

Nein

Denken Sie an den Mittelpunkt der Erde.

Weiter auf der nächsten Seite

Stellen Sie sich ein dickes Seil vor, das von dort direkt zu Ihrer Wirbelsäule verläuft und Sie so fest mit dem Planeten verankert.

Atmen Sie das Seil 5-mal hinauf und hinunter, um die Verbindung zu festigen.

ZUSATZAUFGABE Ziehen Sie die Schuhe aus und laufen Sie 5 Minuten lang barfuß umher.

Verlieren wir den Kontakt zur Erde (und zur Natur), kann dies zum Gefühl der Unordnung, der Verwirrung und des Chaos führen. Sich zu erden, ist ein wichtiger Bestandteil unseres Wohlbefindens.

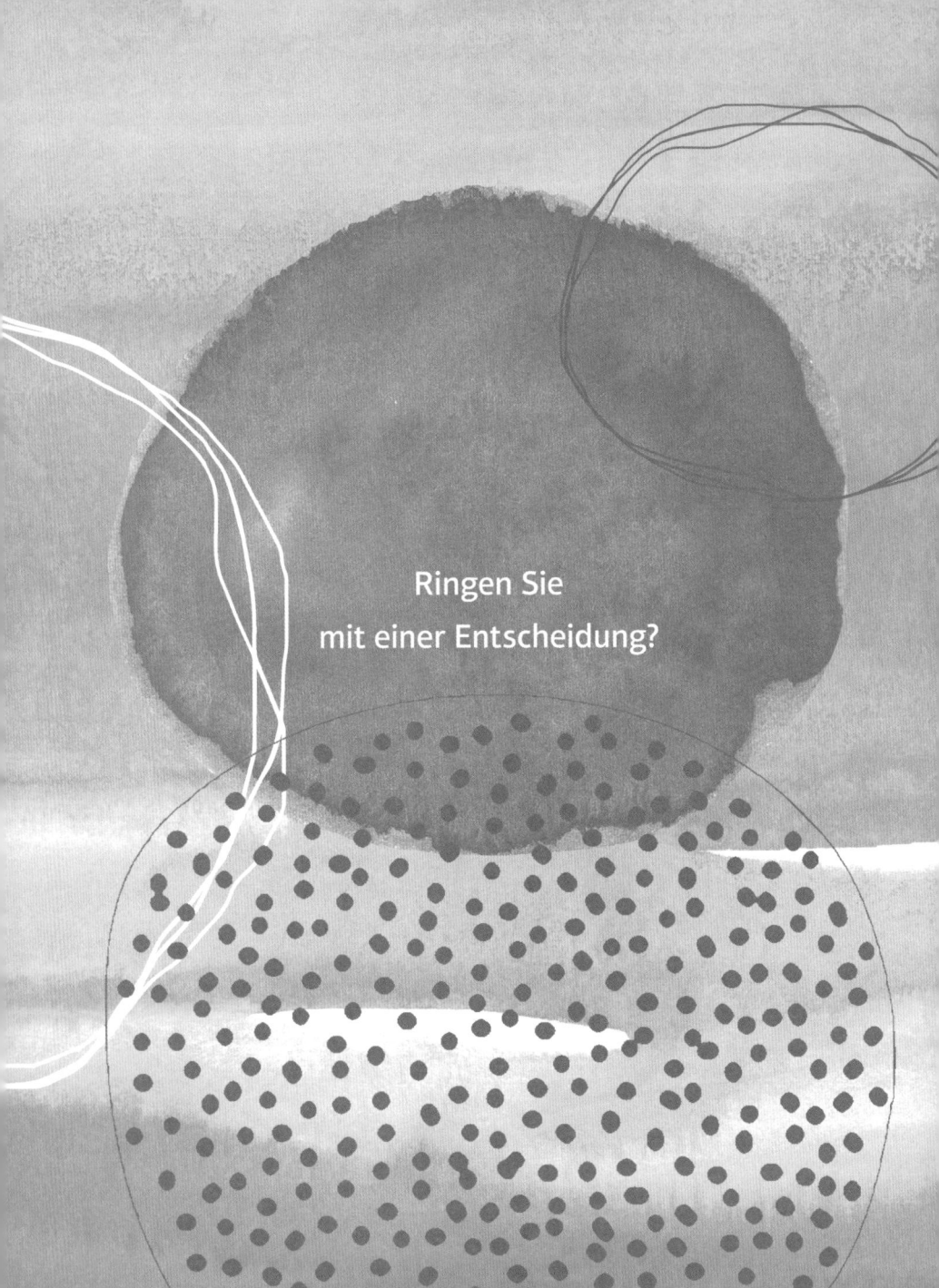

Ringen Sie
mit einer Entscheidung?

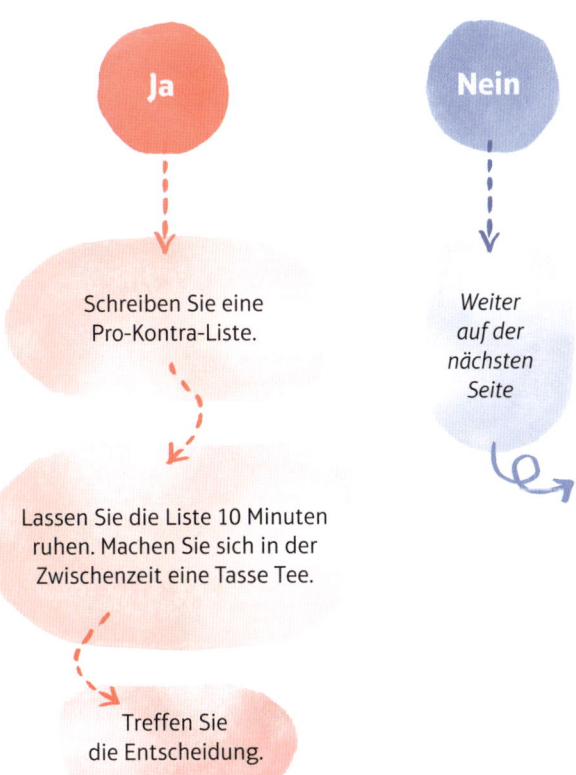

Ja

Schreiben Sie eine
Pro-Kontra-Liste.

Lassen Sie die Liste 10 Minuten
ruhen. Machen Sie sich in der
Zwischenzeit eine Tasse Tee.

Treffen Sie
die Entscheidung.

Nein

*Weiter
auf der
nächsten
Seite*

Macht es Ihnen zu schaffen,
wie andere sich augenblicklich
fühlen?

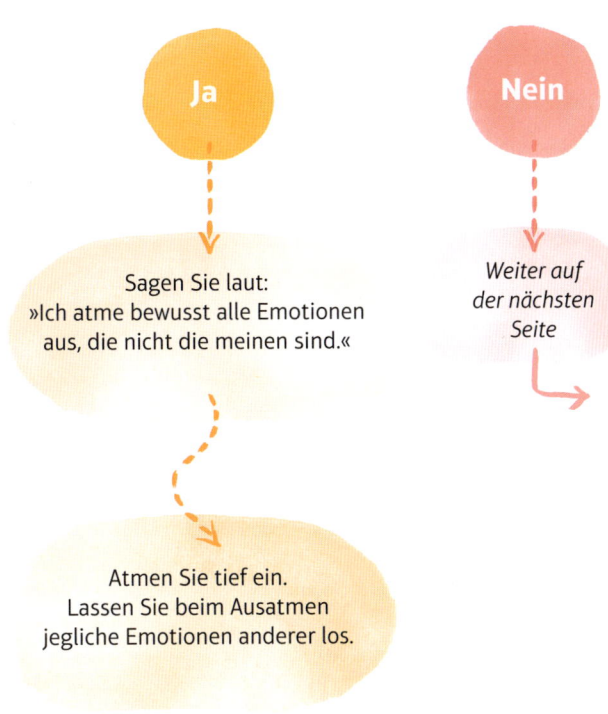

Ja

Sagen Sie laut:
»Ich atme bewusst alle Emotionen
aus, die nicht die meinen sind.«

Atmen Sie tief ein.
Lassen Sie beim Ausatmen
jegliche Emotionen anderer los.

Nein

*Weiter auf
der nächsten
Seite*

Handelt es sich bei der anderen Person um Ihren Partner, blättern Sie zu Seite 87. Handelt es sich um Ihre Kinder, fahren Sie auf Seite 107 fort.

Ausgesprochen empathische Menschen versuchen manchmal unbewusst, die Gefühle anderer zu verarbeiten. Diese Überempfindsamkeit kann zu körperlicher Erschöpfung führen und uns im Alltag blockieren.

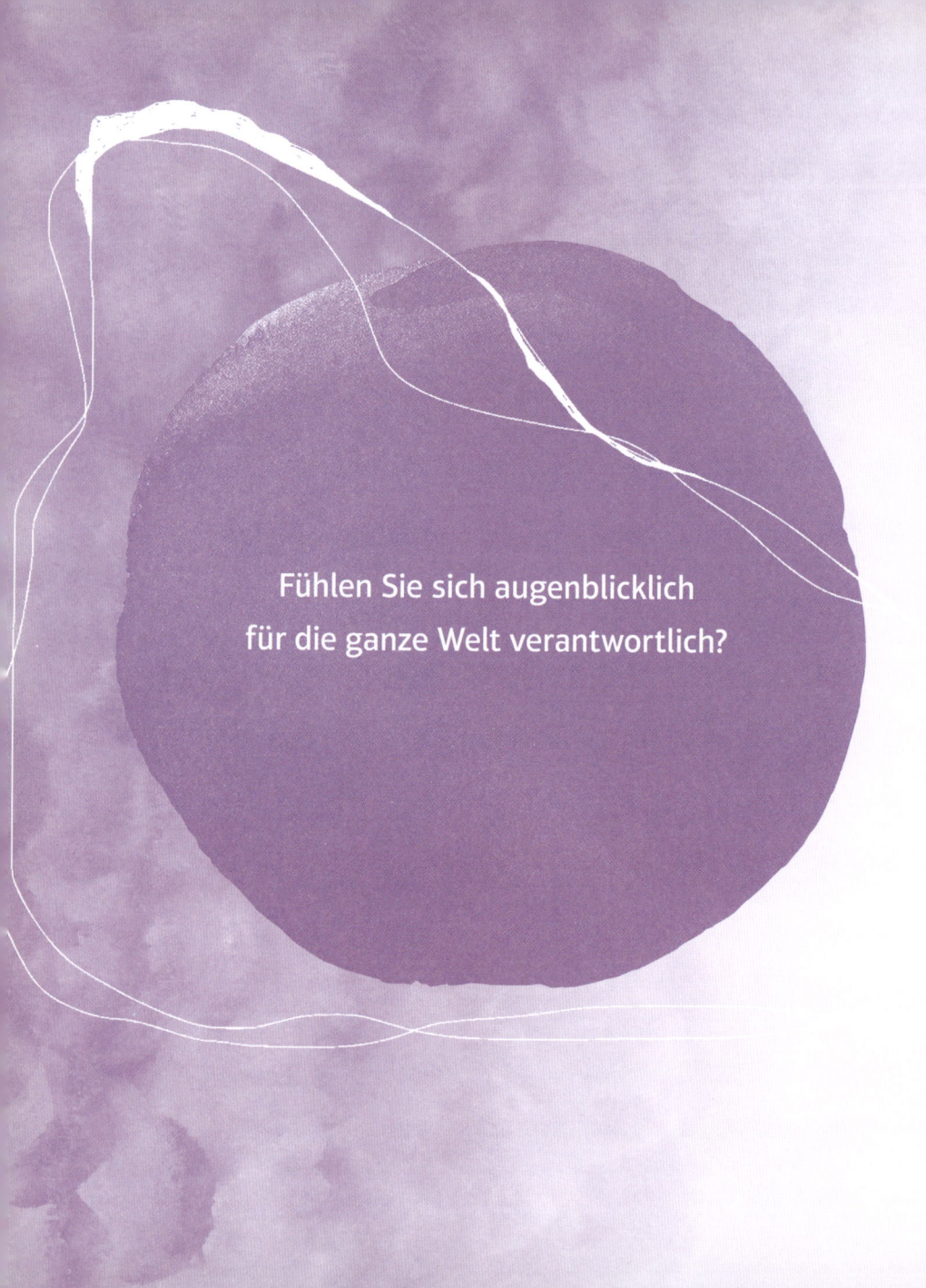

Fühlen Sie sich augenblicklich
für die ganze Welt verantwortlich?

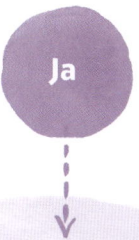

Ja

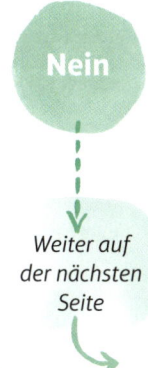

Nein

Lesen Sie sich Folgendes
selbst so vor, als spräche ein älterer,
weiser Mensch zu Ihnen:

»Es ist nicht deine Aufgabe,
die Welt zu retten.

Alles, was du im Moment tun musst, ist zu
atmen und gut auf dich aufzupassen.

Wenn du morgen immer noch das Gefühl
hast, etwas tun zu müssen, dann tu eins
nach dem anderen.«

*Weiter auf
der nächsten
Seite*

Atmen Sie tief ein.
Lassen Sie beim Ausatmen jegliches
Gefühl der Überverantwortlichkeit los.

Das Gefühl könnte auf der Neigung basieren, alles um sich herum richten zu
wollen. Doch das ist nicht Ihre Aufgabe; versuchen Sie es doch, kann dies
dazu führen, dass Sie sich selbst vernachlässigen. Ersetzen Sie die Versuche,
andere zu retten, dadurch, dass Sie sie unterstützen, ohne dabei ihre
Probleme lösen zu wollen.

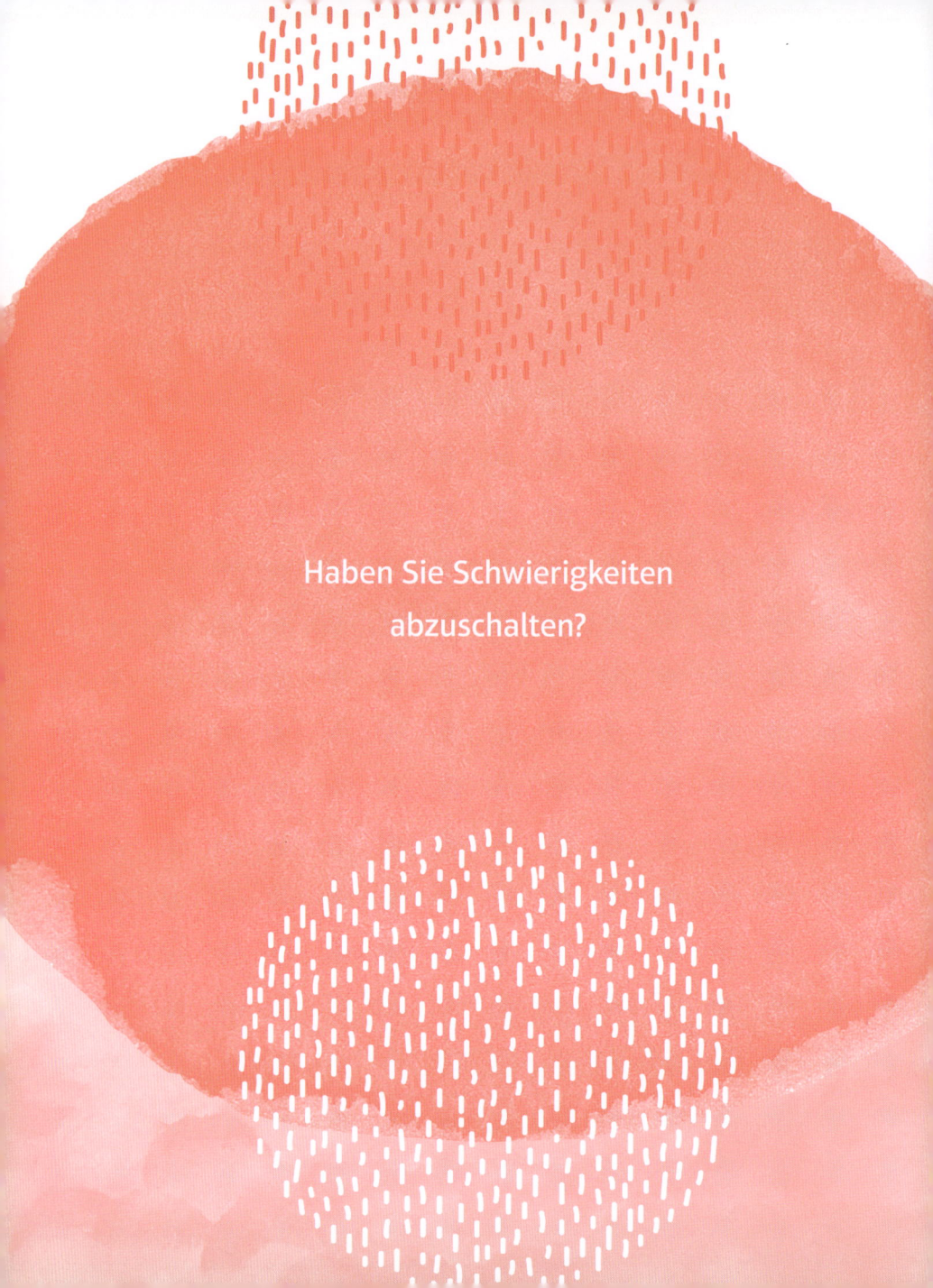

Haben Sie Schwierigkeiten

abzuschalten?

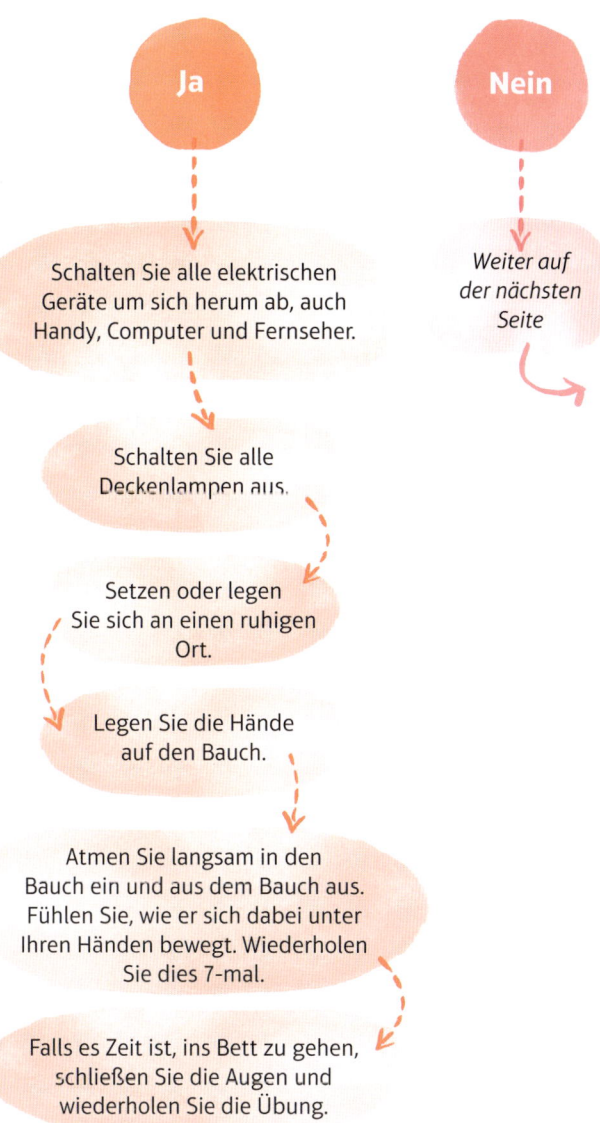

Ja

Nein

Schalten Sie alle elektrischen
Geräte um sich herum ab, auch
Handy, Computer und Fernseher.

Weiter auf der nächsten Seite

Schalten Sie alle
Deckenlampen aus.

Setzen oder legen
Sie sich an einen ruhigen
Ort.

Legen Sie die Hände
auf den Bauch.

Atmen Sie langsam in den
Bauch ein und aus dem Bauch aus.
Fühlen Sie, wie er sich dabei unter
Ihren Händen bewegt. Wiederholen
Sie dies 7-mal.

Falls es Zeit ist, ins Bett zu gehen,
schließen Sie die Augen und
wiederholen Sie die Übung.

Sie sind immer noch innerlich unruhig?

Sollte sich diese Unruhe auf soziale Ängste beziehen:
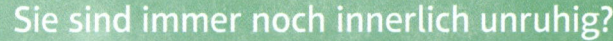 fahren Sie auf Seite 67 fort.

Sollte sich diese Unruhe auf Ihre Partnerschaft beziehen:
fahren Sie auf Seite 87 fort.

Sollte sich diese Unruhe auf Ihre Elternschaft beziehen:
fahren Sie auf Seite 107 fort.

Ja

Nein

Sie wissen nicht genau, warum
Sie innerlich unruhig sind?

Sie sind wunderbar:
Sie haben
die Situation
durchgestanden und
Angst und Panik
gemeistert!

Klopfen Sie
mehrfach sanft
auf Ihre
Handkante.

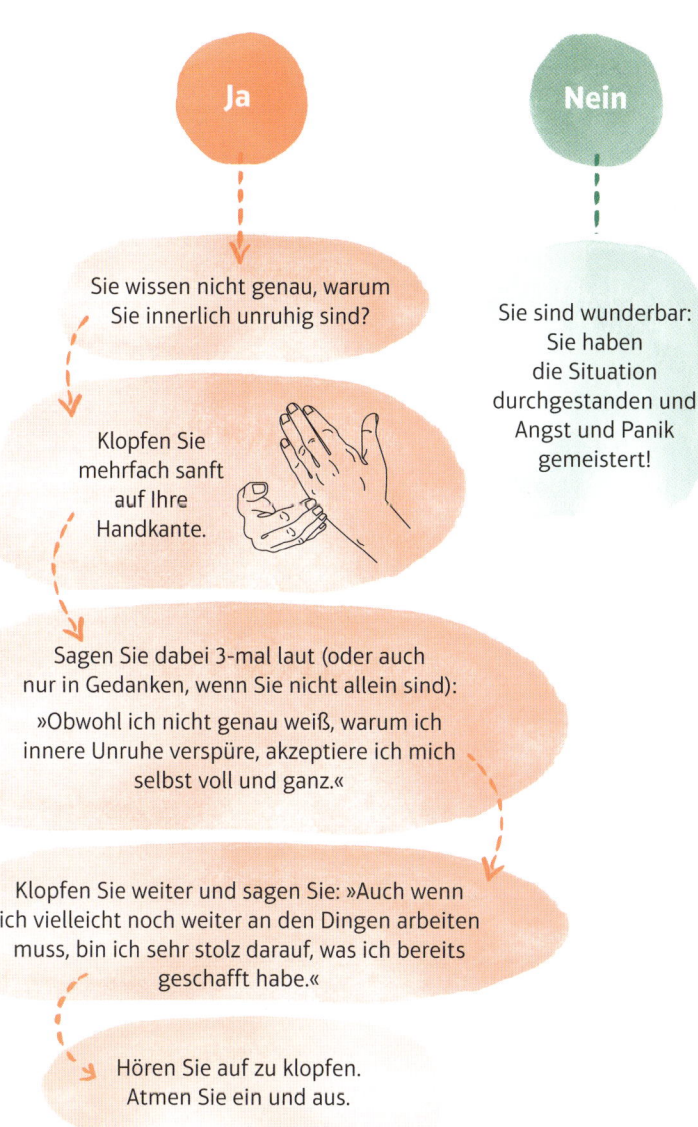

Sagen Sie dabei 3-mal laut (oder auch
nur in Gedanken, wenn Sie nicht allein sind):

»Obwohl ich nicht genau weiß, warum ich
innere Unruhe verspüre, akzeptiere ich mich
selbst voll und ganz.«

Klopfen Sie weiter und sagen Sie: »Auch wenn
ich vielleicht noch weiter an den Dingen arbeiten
muss, bin ich sehr stolz darauf, was ich bereits
geschafft habe.«

Hören Sie auf zu klopfen.
Atmen Sie ein und aus.

Sollte sich Ihre Angst auf Folgendes beziehen:

Alltag & Arbeit: Blättern Sie auf Seite 7.

Beziehung: Blättern Sie auf Seite 87.

Elternschaft: Blättern Sie auf Seite 107.

Oder lesen Sie hier weiter:

Soziales Umfeld

Manchmal können andere Menschen uns einschüchtern
und Angst machen. Manchmal schenken sie uns neue Energie,
manchmal erschöpfen sie uns.
Macht Ihnen Ihr soziales Umfeld im Moment Angst,
fahren Sie auf der nächsten Seite fort.

Sind Sie angesichts einer Situation nervös, in der Sie mit anderen Menschen interagieren müssen?

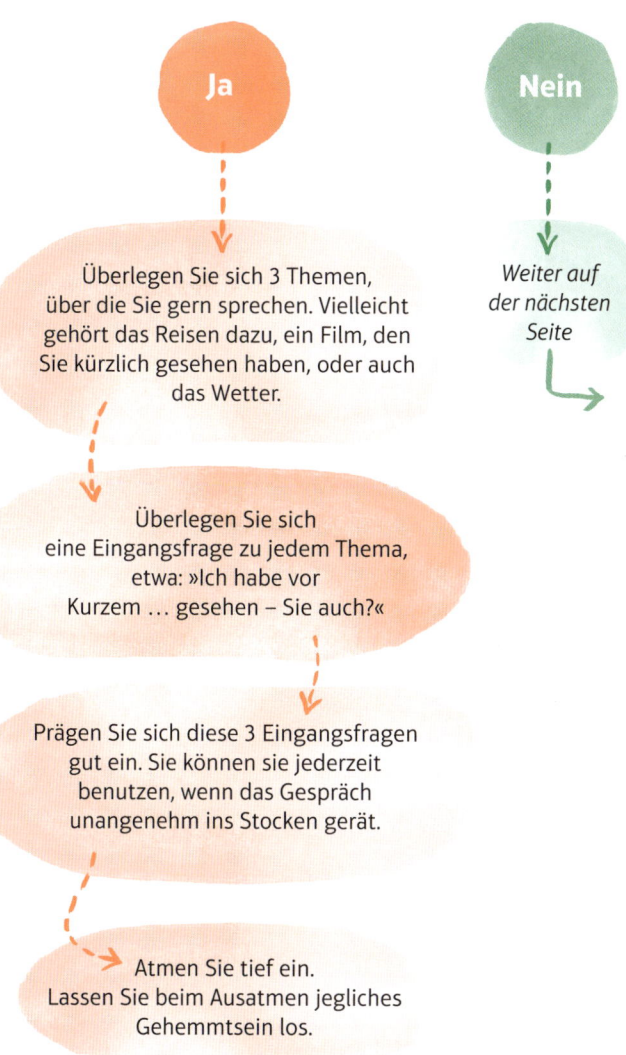

Ja

Überlegen Sie sich 3 Themen, über die Sie gern sprechen. Vielleicht gehört das Reisen dazu, ein Film, den Sie kürzlich gesehen haben, oder auch das Wetter.

Überlegen Sie sich eine Eingangsfrage zu jedem Thema, etwa: »Ich habe vor Kurzem … gesehen – Sie auch?«

Prägen Sie sich diese 3 Eingangsfragen gut ein. Sie können sie jederzeit benutzen, wenn das Gespräch unangenehm ins Stocken gerät.

Atmen Sie tief ein. Lassen Sie beim Ausatmen jegliches Gehemmtsein los.

Nein

Weiter auf der nächsten Seite

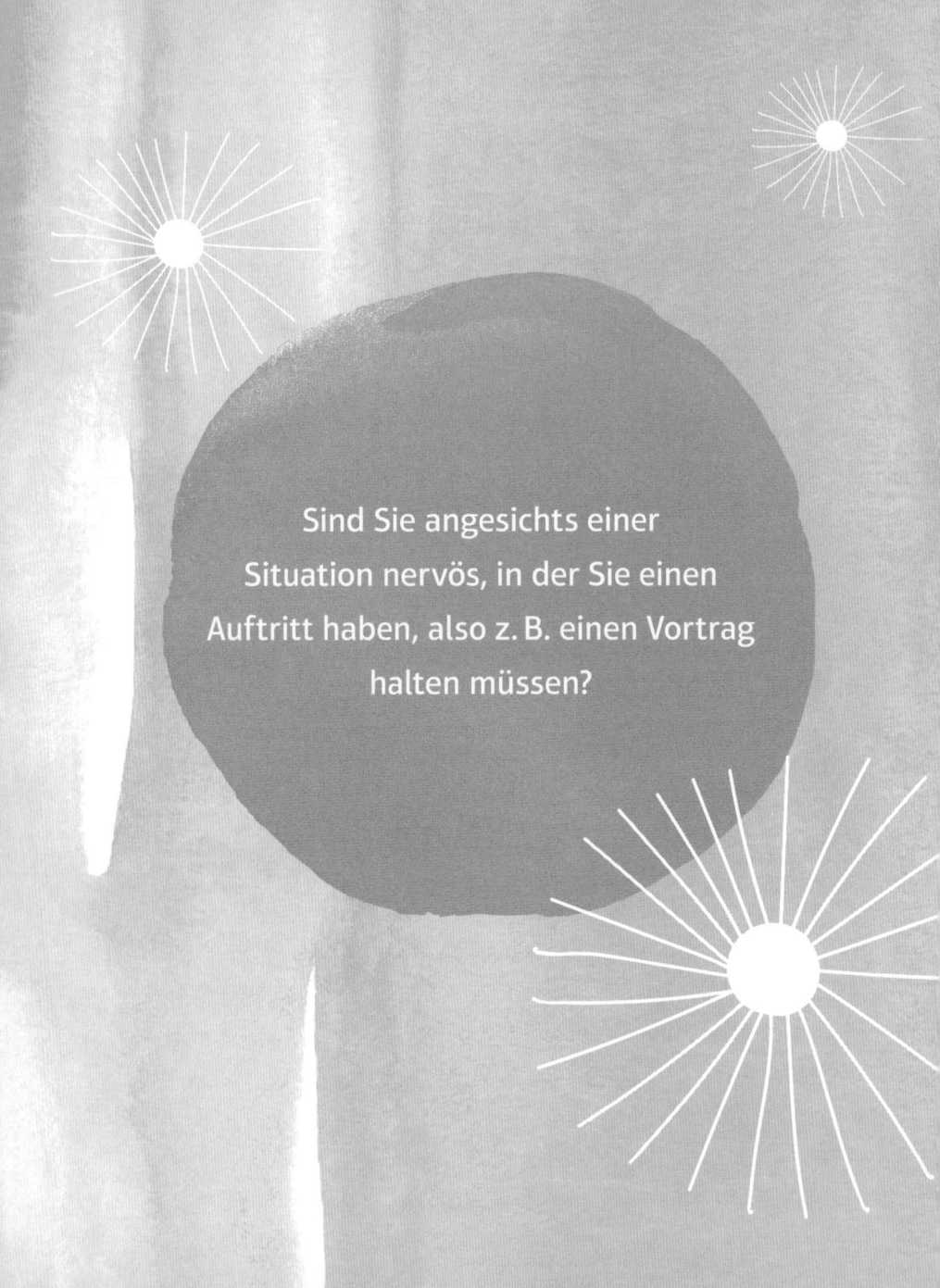

Sind Sie angesichts einer Situation nervös, in der Sie einen Auftritt haben, also z. B. einen Vortrag halten müssen?

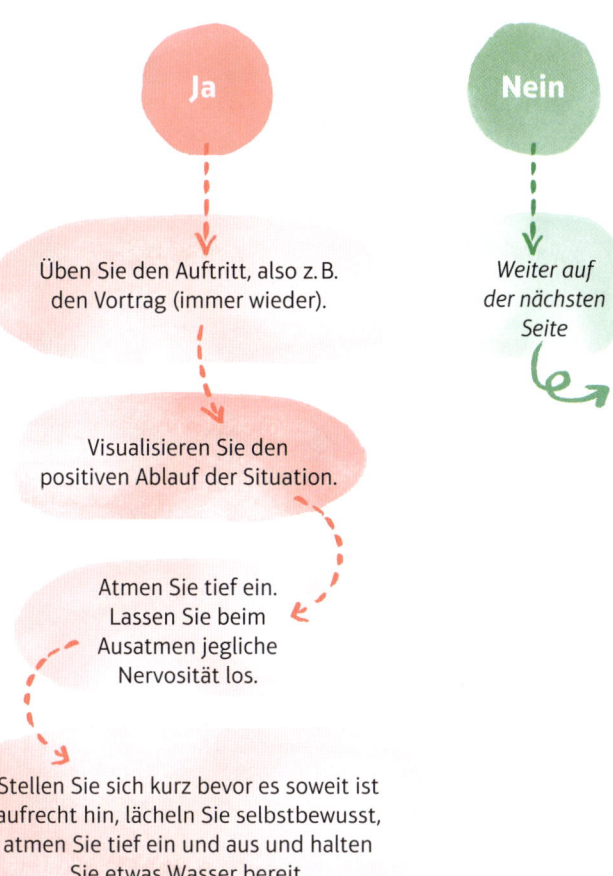

Ja

Nein

Üben Sie den Auftritt, also z.B. den Vortrag (immer wieder).

Weiter auf der nächsten Seite

Visualisieren Sie den positiven Ablauf der Situation.

Atmen Sie tief ein. Lassen Sie beim Ausatmen jegliche Nervosität los.

Stellen Sie sich kurz bevor es soweit ist aufrecht hin, lächeln Sie selbstbewusst, atmen Sie tief ein und aus und halten Sie etwas Wasser bereit.

Fürchten
Sie eine
bevorstehende
Veranstaltung?

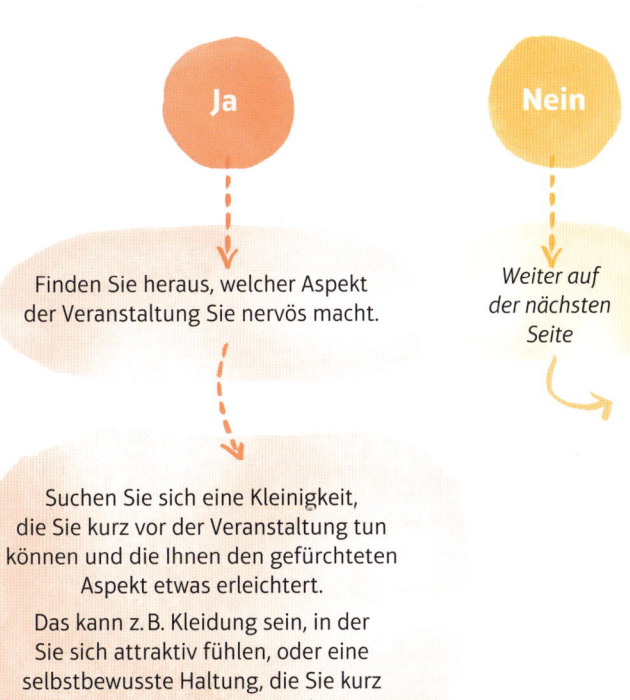

Ja

Finden Sie heraus, welcher Aspekt der Veranstaltung Sie nervös macht.

Suchen Sie sich eine Kleinigkeit, die Sie kurz vor der Veranstaltung tun können und die Ihnen den gefürchteten Aspekt etwas erleichtert.

Das kann z. B. Kleidung sein, in der Sie sich attraktiv fühlen, oder eine selbstbewusste Haltung, die Sie kurz vor der Veranstaltung einnehmen.

Nein

Weiter auf der nächsten Seite

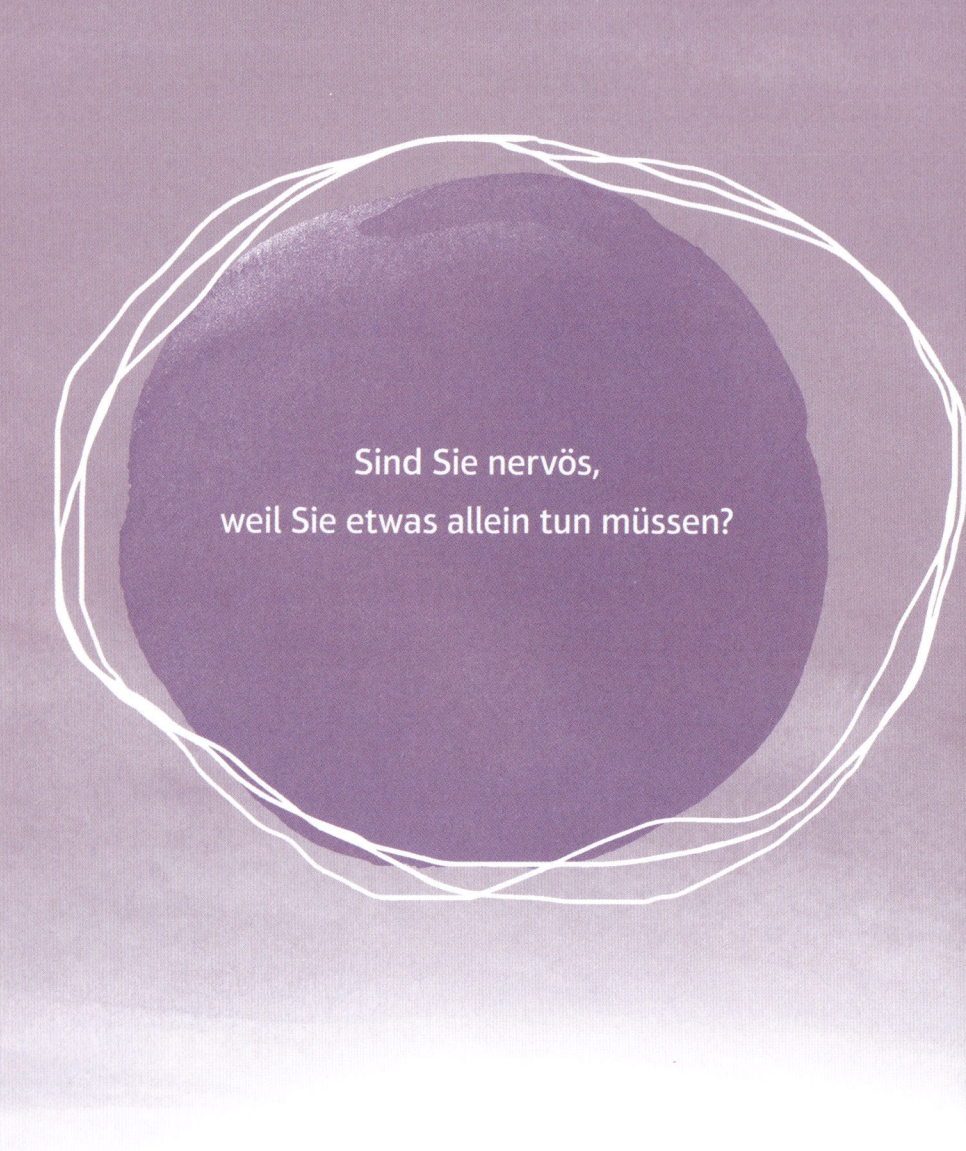

Sind Sie nervös,
weil Sie etwas allein tun müssen?

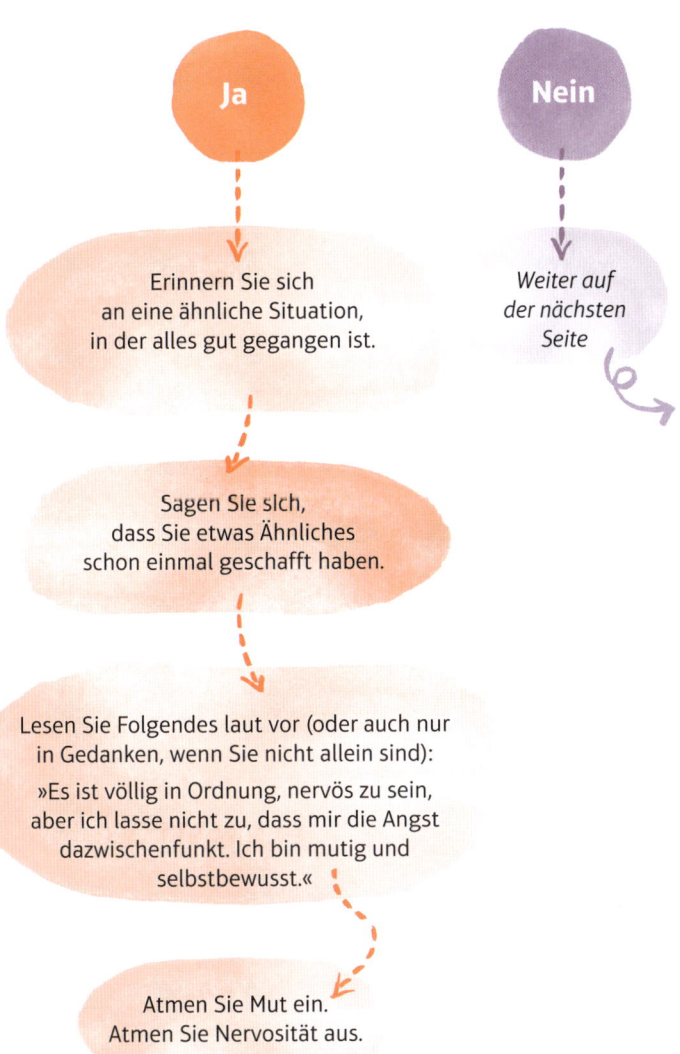

Ja

Nein

Erinnern Sie sich
an eine ähnliche Situation,
in der alles gut gegangen ist.

*Weiter auf
der nächsten
Seite*

Sagen Sie sich,
dass Sie etwas Ähnliches
schon einmal geschafft haben.

Lesen Sie Folgendes laut vor (oder auch nur
in Gedanken, wenn Sie nicht allein sind):

»Es ist völlig in Ordnung, nervös zu sein,
aber ich lasse nicht zu, dass mir die Angst
dazwischenfunkt. Ich bin mutig und
selbstbewusst.«

Atmen Sie Mut ein.
Atmen Sie Nervosität aus.

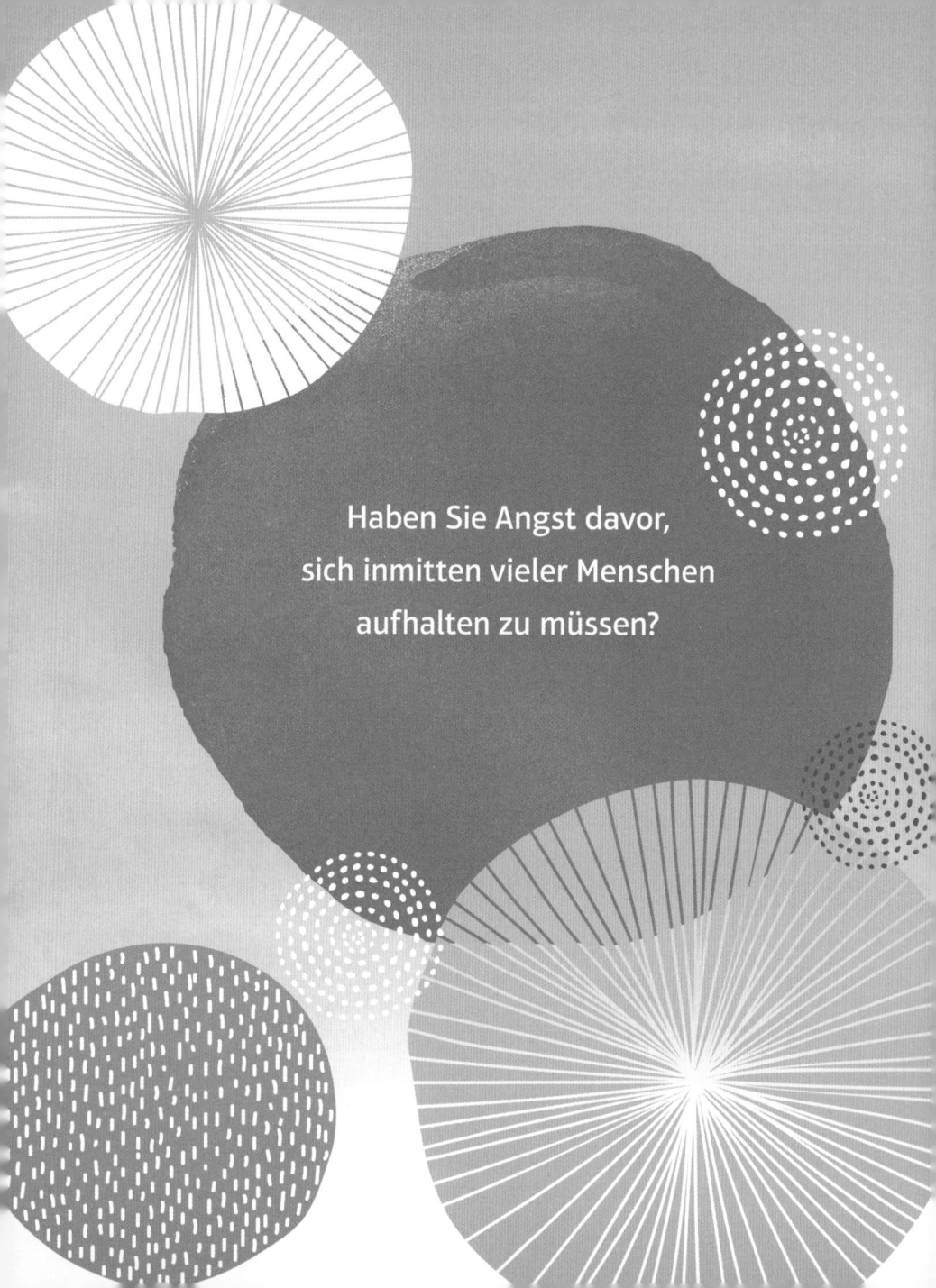

Haben Sie Angst davor,
sich inmitten vieler Menschen
aufhalten zu müssen?

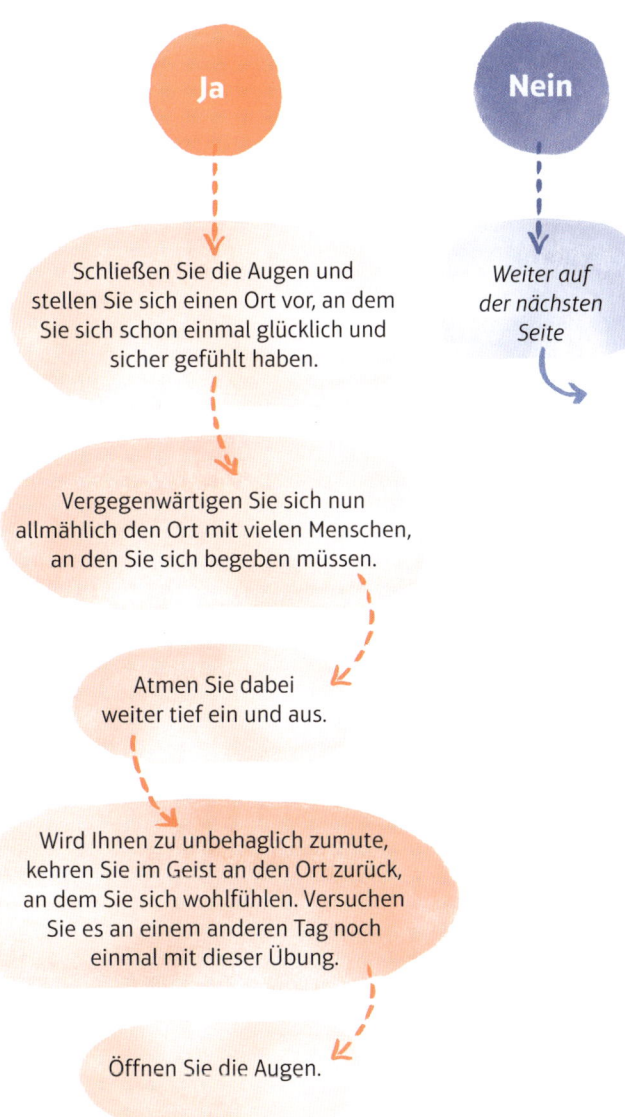

Ja

Nein

Schließen Sie die Augen und stellen Sie sich einen Ort vor, an dem Sie sich schon einmal glücklich und sicher gefühlt haben.

Weiter auf der nächsten Seite

Vergegenwärtigen Sie sich nun allmählich den Ort mit vielen Menschen, an den Sie sich begeben müssen.

Atmen Sie dabei weiter tief ein und aus.

Wird Ihnen zu unbehaglich zumute, kehren Sie im Geist an den Ort zurück, an dem Sie sich wohlfühlen. Versuchen Sie es an einem anderen Tag noch einmal mit dieser Übung.

Öffnen Sie die Augen.

Steht Ihnen ein
schwieriges Gespräch bevor?

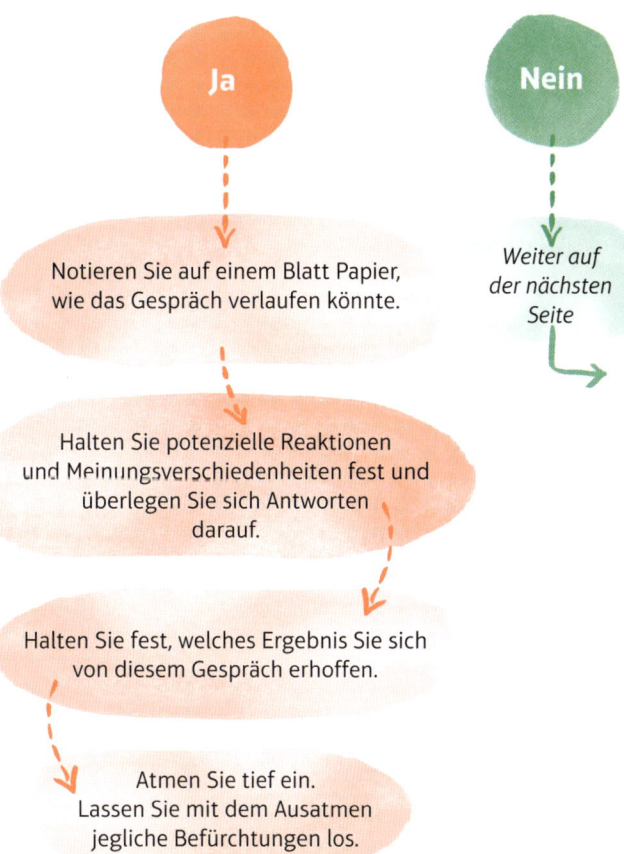

Ja

Notieren Sie auf einem Blatt Papier,
wie das Gespräch verlaufen könnte.

Halten Sie potenzielle Reaktionen
und Meinungsverschiedenheiten fest und
überlegen Sie sich Antworten
darauf.

Halten Sie fest, welches Ergebnis Sie sich
von diesem Gespräch erhoffen.

Atmen Sie tief ein.
Lassen Sie mit dem Ausatmen
jegliche Befürchtungen los.

Nein

*Weiter auf
der nächsten
Seite*

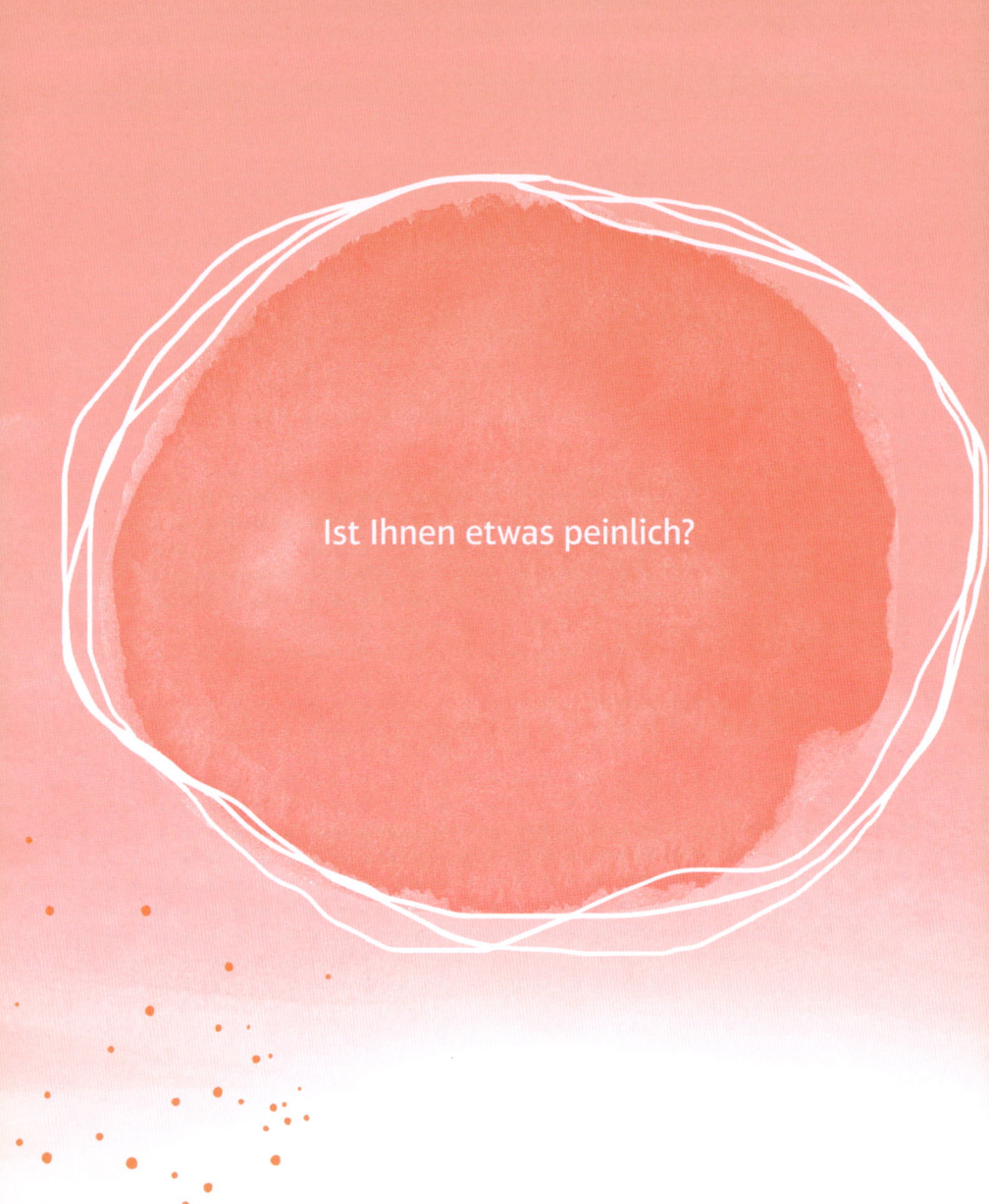

Ist Ihnen etwas peinlich?

Ja

Nein

Erkennen Sie
das Gefühl voll und ganz an.

Weiter auf
der nächsten
Seite

Tun Sie so, als sei es ein Jahr später,
und denken Sie erneut an die Situation.
Was hat sich geändert, nun, da Sie Abstand
gewonnen haben?

Lesen Sie Folgendes laut vor (oder auch nur
in Gedanken, wenn Sie nicht allein sind):

»Ich akzeptiere mich genau so,
wie ich bin.«

Atmen Sie tief ein.
Lassen Sie mit dem Ausatmen
jegliche Beschämung los.

Mit dem Gefühl, dass uns etwas peinlich ist, reagiert unser Gehirn auf
die Vorstellung, wir würden in einer uns unangenehmen Art und Weise
wahrgenommen, und unser Herz darauf, dass wir uns irgendwie abgelehnt
fühlen. Häufig wird es von Erröten, Schweißausbrüchen, Stottern und
Herumzappeln begleitet. Tiefes Atmen kann diese Symptome lindern.

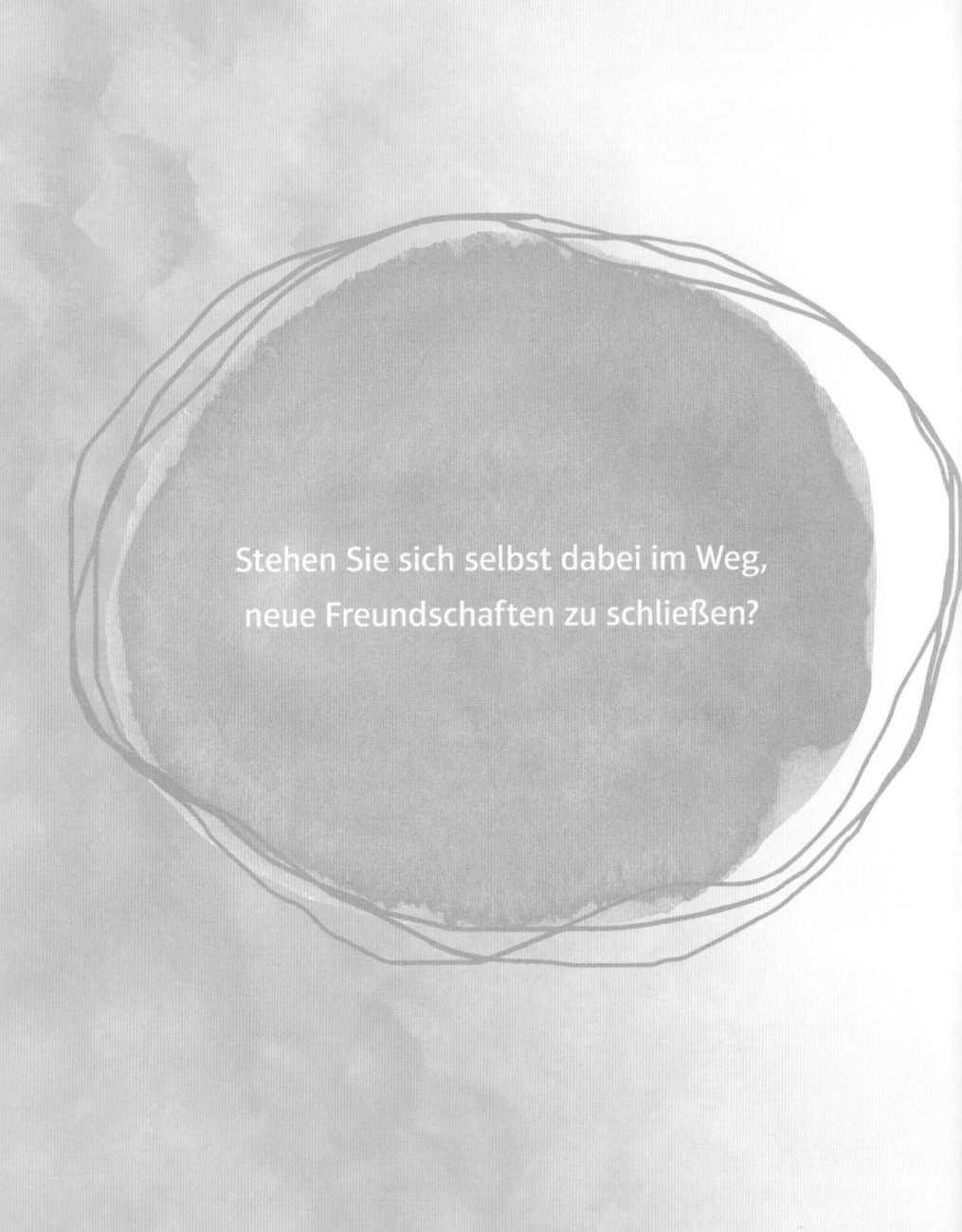

Stehen Sie sich selbst dabei im Weg,
neue Freundschaften zu schließen?

Ja

Listen Sie auf,
was Ihnen generell an einem
Freund wichtig ist.

Überlegen Sie, wo Sie einen solchen
Menschen kennenlernen könnten, z. B. in
einem Kurs oder Sportverein.

Schaffen Sie die Möglichkeit,
diesen Ort aufzusuchen.

Unterhalten Sie sich mit anderen,
um herauszufinden, ob sie Ihnen
sympathisch sind und ob sie ähnliche
Interessen haben.

Erkennen Sie die Angst davor,
abgelehnt zu werden, an.

Laden Sie den potenziellen neuen
Freund zum Kennenlernen ein.

Hat das Treffen Spaß
gemacht, vereinbaren
Sie ein weiteres.

Nein

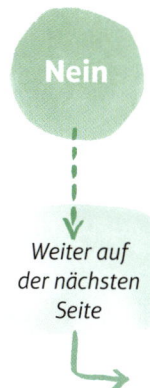

*Weiter auf
der nächsten
Seite*

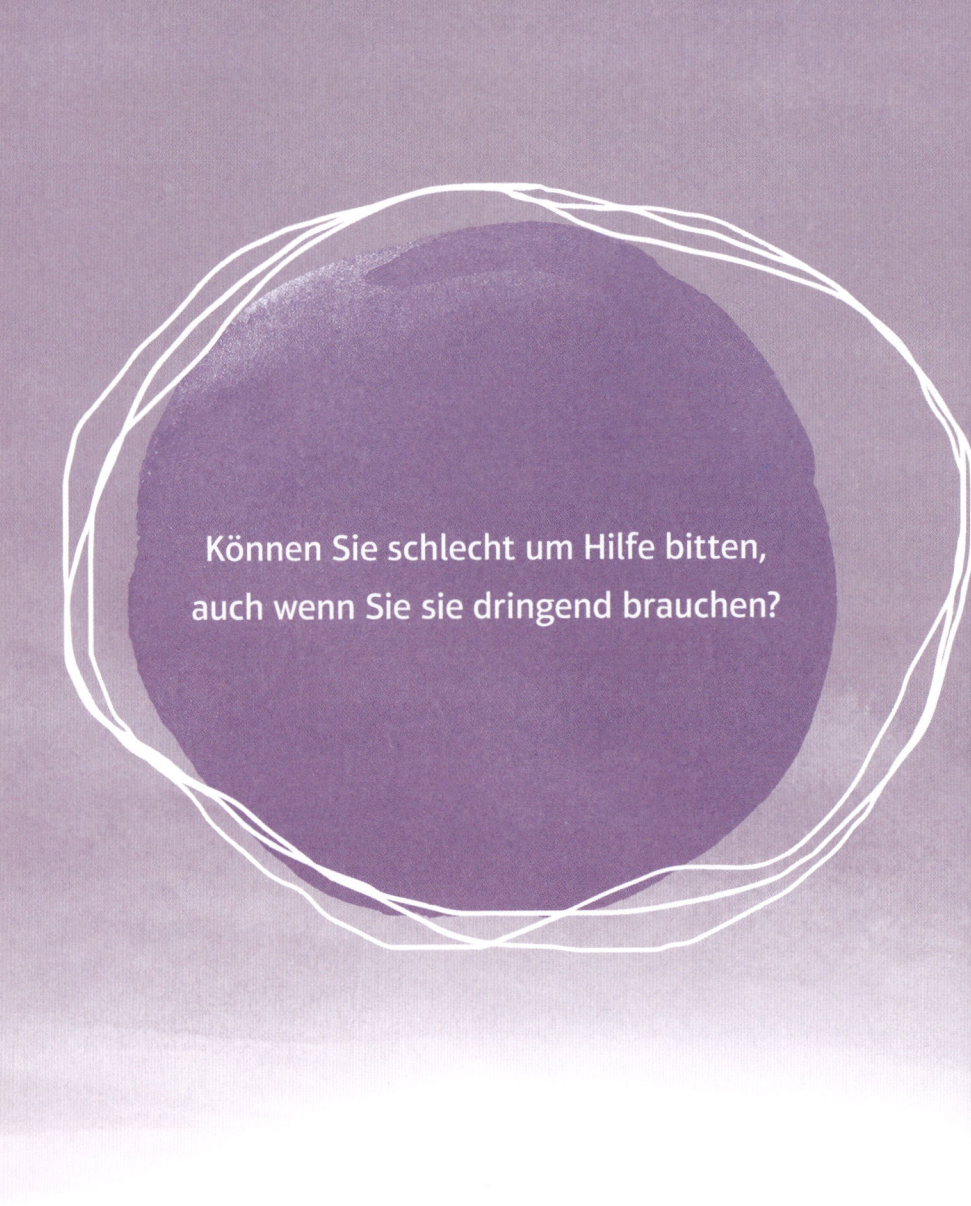

Können Sie schlecht um Hilfe bitten,
auch wenn Sie sie dringend brauchen?

Ja

Nein

Finden Sie heraus, welche Art
von Hilfe genau Sie brauchen.

Sie sind wunderbar:
Sie haben
die Situation
durchgestanden und
Angst und Panik
gemeistert!

Überlegen Sie,
wer Ihnen in dieser Situation am
besten helfen kann.

Überlegen Sie, wie Sie die Person
am besten um Hilfe bitten könnten:
persönlich, am Telefon, per SMS,
per Mail?

Bitten Sie die Person
auf diese Weise um Hilfe.

Sollten Sie immer noch Unbehagen,
Nervosität oder Angst verspüren, blättern
Sie zurück auf Seite 7.

Andere um Hilfe zu bitten, ist kein Anzeichen von Schwäche,
sondern im Gegenteil ein Anzeichen von Stärke.

Sollte sich Ihre Angst auf Folgendes beziehen:

Alltag & Arbeit: Blättern Sie auf Seite 7.

Soziales Umfeld: Blättern Sie auf Seite 67.

Elternschaft: Blättern Sie auf Seite 107.

Oder lesen Sie hier weiter:

Beziehung

Partnerschaftliche Beziehungen halten viele Stolperfallen
bereit. Sie können uns Freude schenken und ein Gefühl der
Verbundenheit und Gemeinsamkeit vermitteln, uns aber auch die
Stabilität rauben. Haben Sie momentan Ängste bezüglich Ihrer
Beziehung, fahren Sie auf der nächsten Seite fort.

Ärgern Sie sich momentan
über Ihren Partner?

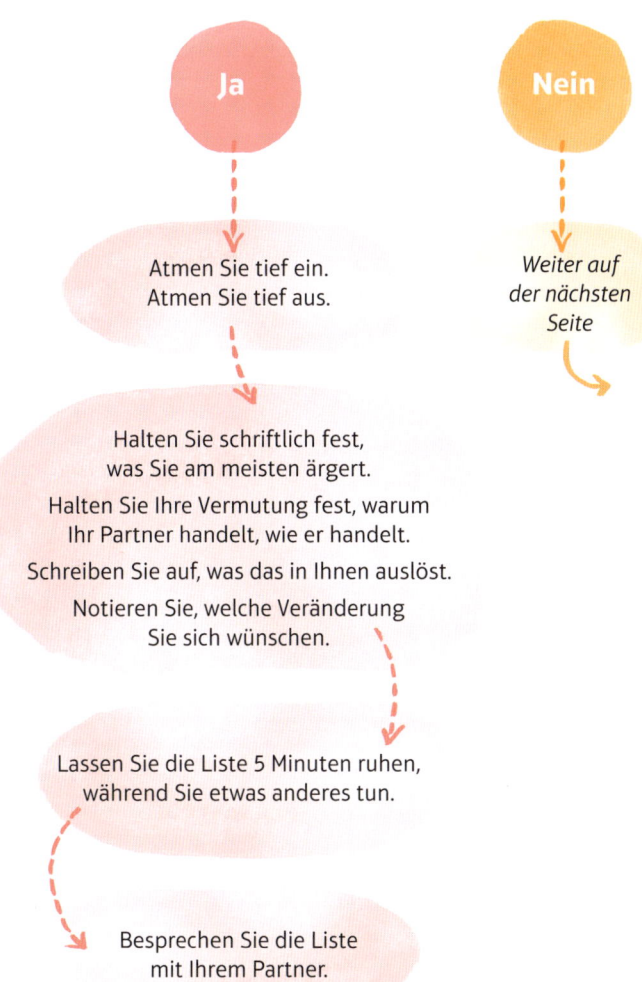

Ja

Atmen Sie tief ein.
Atmen Sie tief aus.

Halten Sie schriftlich fest,
was Sie am meisten ärgert.

Halten Sie Ihre Vermutung fest, warum
Ihr Partner handelt, wie er handelt.

Schreiben Sie auf, was das in Ihnen auslöst.

Notieren Sie, welche Veränderung
Sie sich wünschen.

Lassen Sie die Liste 5 Minuten ruhen,
während Sie etwas anderes tun.

Besprechen Sie die Liste
mit Ihrem Partner.

Nein

*Weiter auf
der nächsten
Seite*

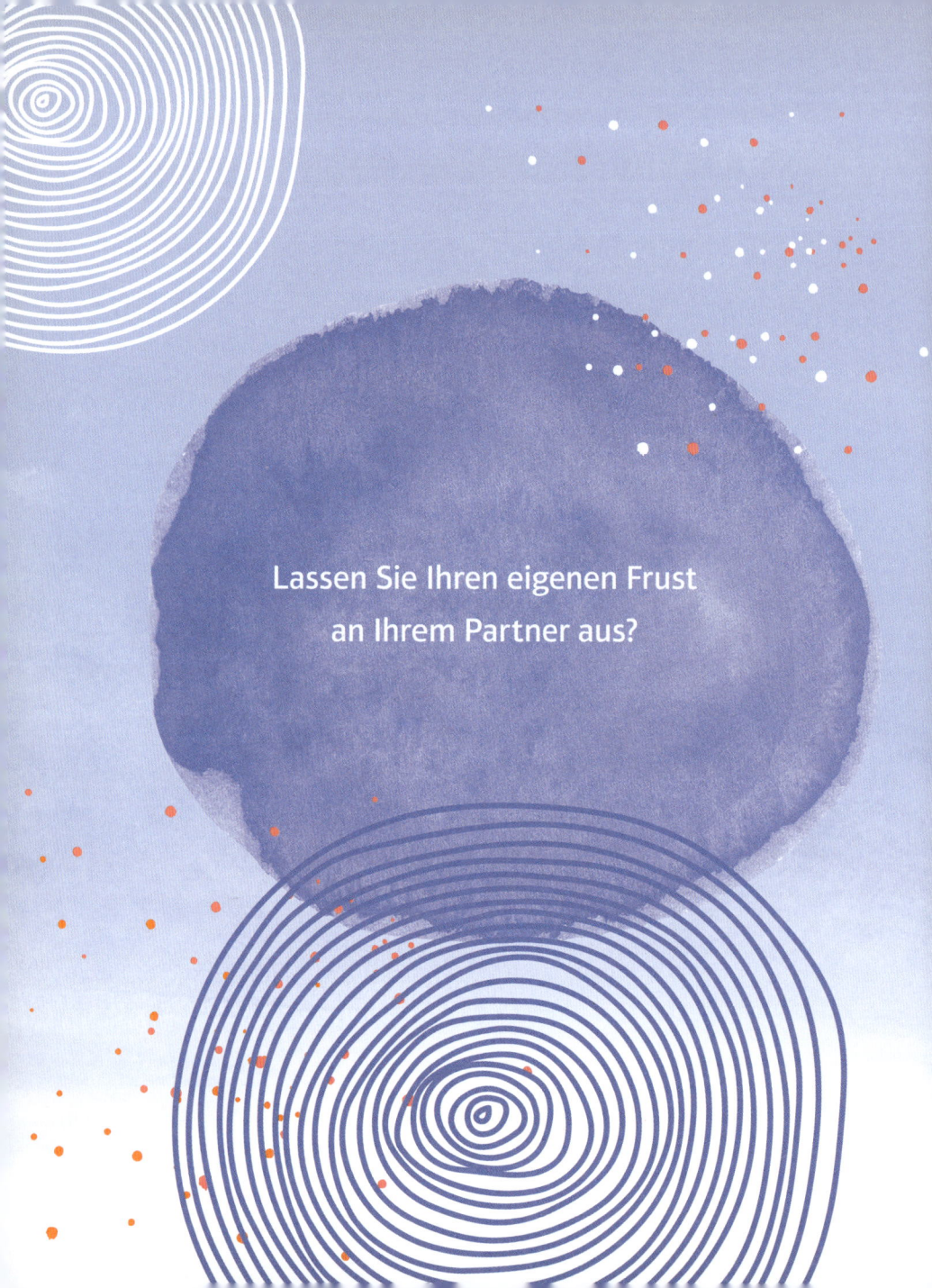

Lassen Sie Ihren eigenen Frust
an Ihrem Partner aus?

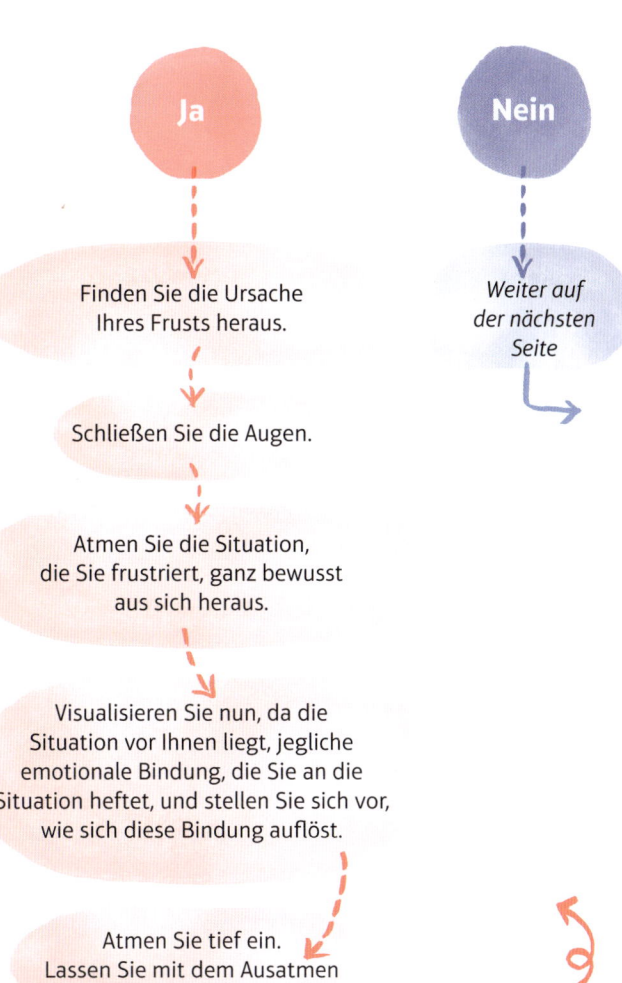

Ja

Nein

Finden Sie die Ursache
Ihres Frusts heraus.

Weiter auf
der nächsten
Seite

Schließen Sie die Augen.

Atmen Sie die Situation,
die Sie frustriert, ganz bewusst
aus sich heraus.

Visualisieren Sie nun, da die
Situation vor Ihnen liegt, jegliche
emotionale Bindung, die Sie an die
Situation heftet, und stellen Sie sich vor,
wie sich diese Bindung auflöst.

Atmen Sie tief ein.
Lassen Sie mit dem Ausatmen
jegliche Frustration los.

Entschuldigen Sie sich
bei Ihrem Partner dafür,
dass Sie Ihren Frust an ihm
ausgelassen haben.

Sollte die Frustration in
Ihrem Alltag oder Ihrer
Arbeit wurzeln, blättern
Sie auf Seite 7 zurück.

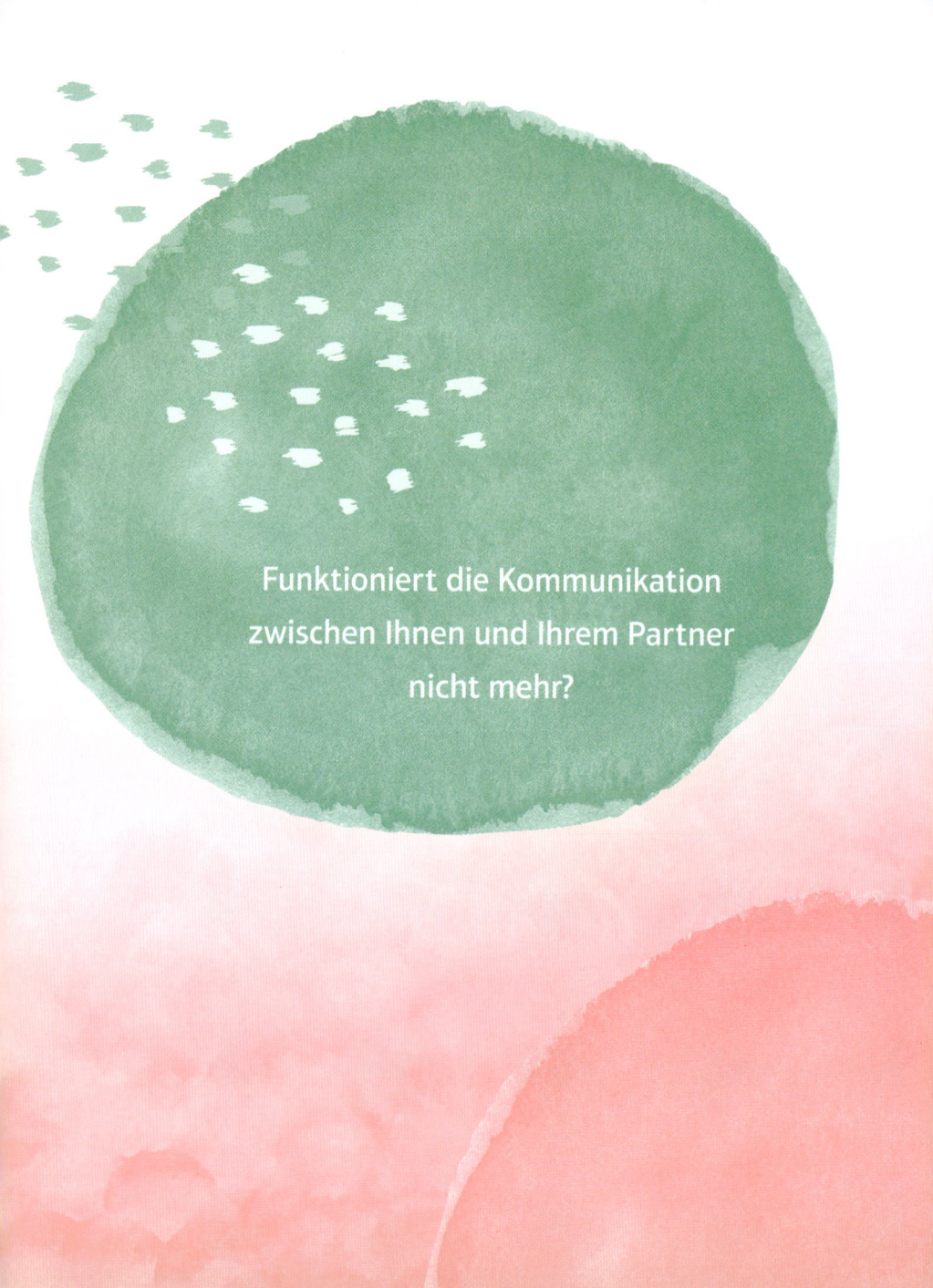

Funktioniert die Kommunikation zwischen Ihnen und Ihrem Partner nicht mehr?

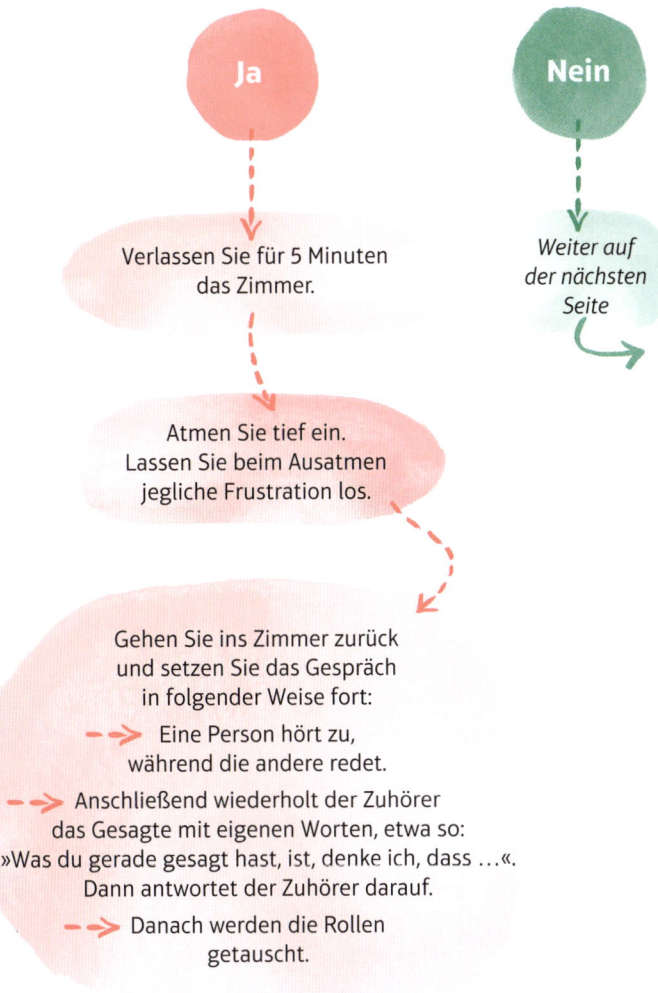

Ja

Verlassen Sie für 5 Minuten
das Zimmer.

Atmen Sie tief ein.
Lassen Sie beim Ausatmen
jegliche Frustration los.

Gehen Sie ins Zimmer zurück
und setzen Sie das Gespräch
in folgender Weise fort:

→ Eine Person hört zu,
während die andere redet.

→ Anschließend wiederholt der Zuhörer
das Gesagte mit eigenen Worten, etwa so:
»Was du gerade gesagt hast, ist, denke ich, dass …«.
Dann antwortet der Zuhörer darauf.

→ Danach werden die Rollen
getauscht.

Nein

*Weiter auf
der nächsten
Seite*

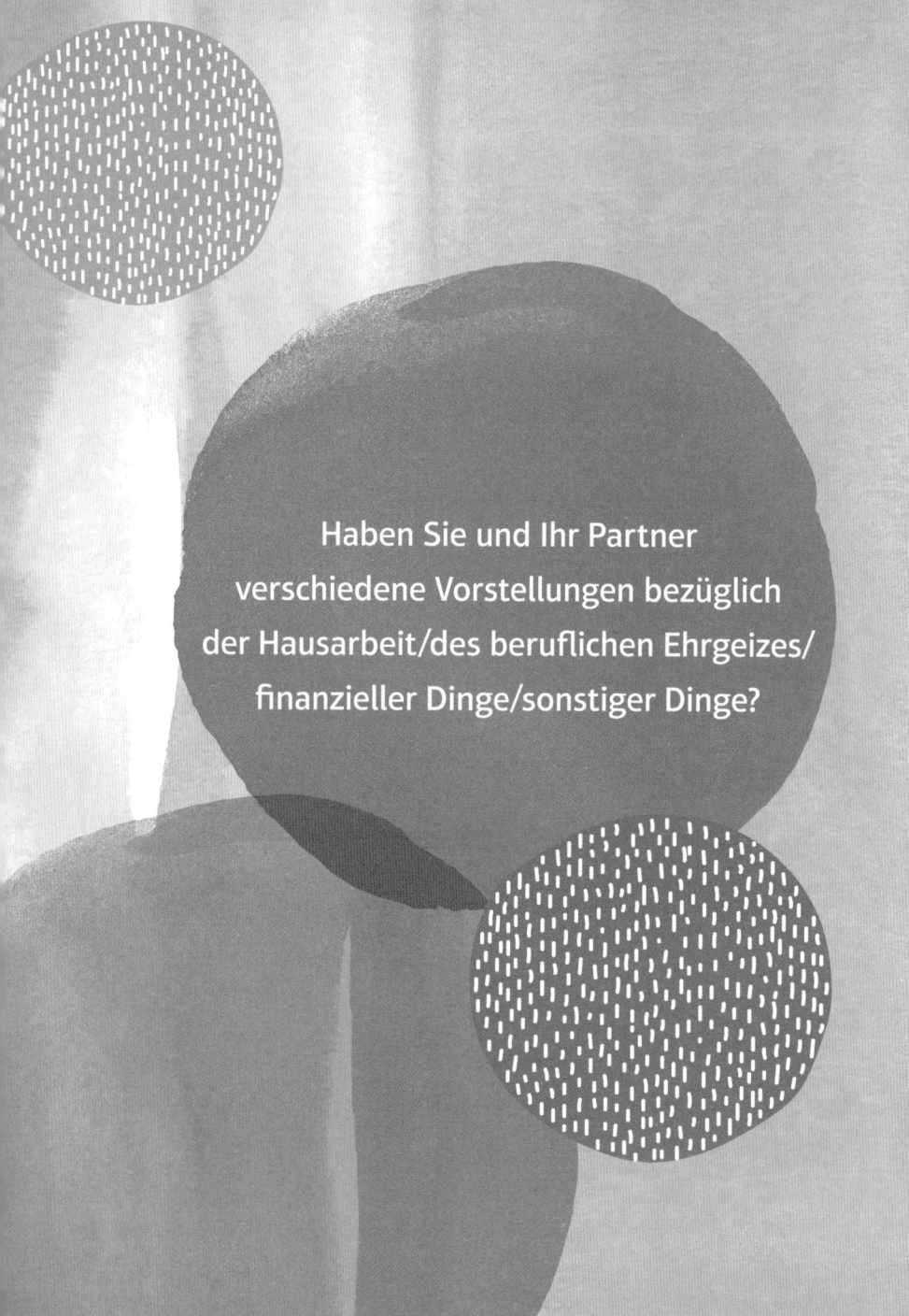

Haben Sie und Ihr Partner verschiedene Vorstellungen bezüglich der Hausarbeit/des beruflichen Ehrgeizes/ finanzieller Dinge/sonstiger Dinge?

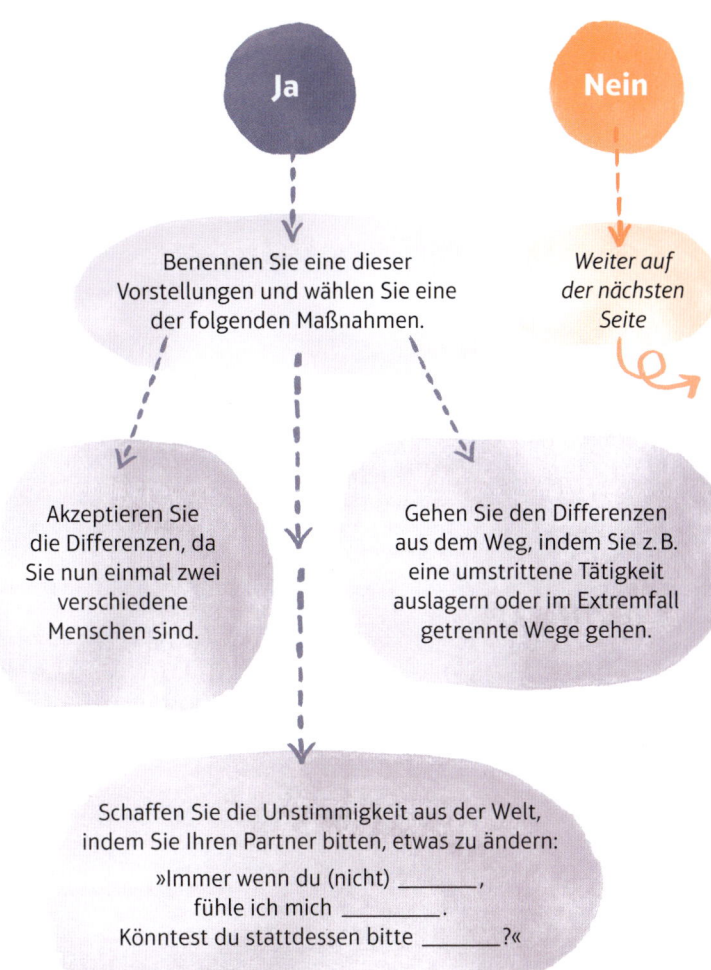

Ja

Nein

Benennen Sie eine dieser Vorstellungen und wählen Sie eine der folgenden Maßnahmen.

Weiter auf der nächsten Seite

Akzeptieren Sie die Differenzen, da Sie nun einmal zwei verschiedene Menschen sind.

Gehen Sie den Differenzen aus dem Weg, indem Sie z. B. eine umstrittene Tätigkeit auslagern oder im Extremfall getrennte Wege gehen.

Schaffen Sie die Unstimmigkeit aus der Welt, indem Sie Ihren Partner bitten, etwas zu ändern:

»Immer wenn du (nicht) _____,
fühle ich mich _____.
Könntest du stattdessen bitte _____?«

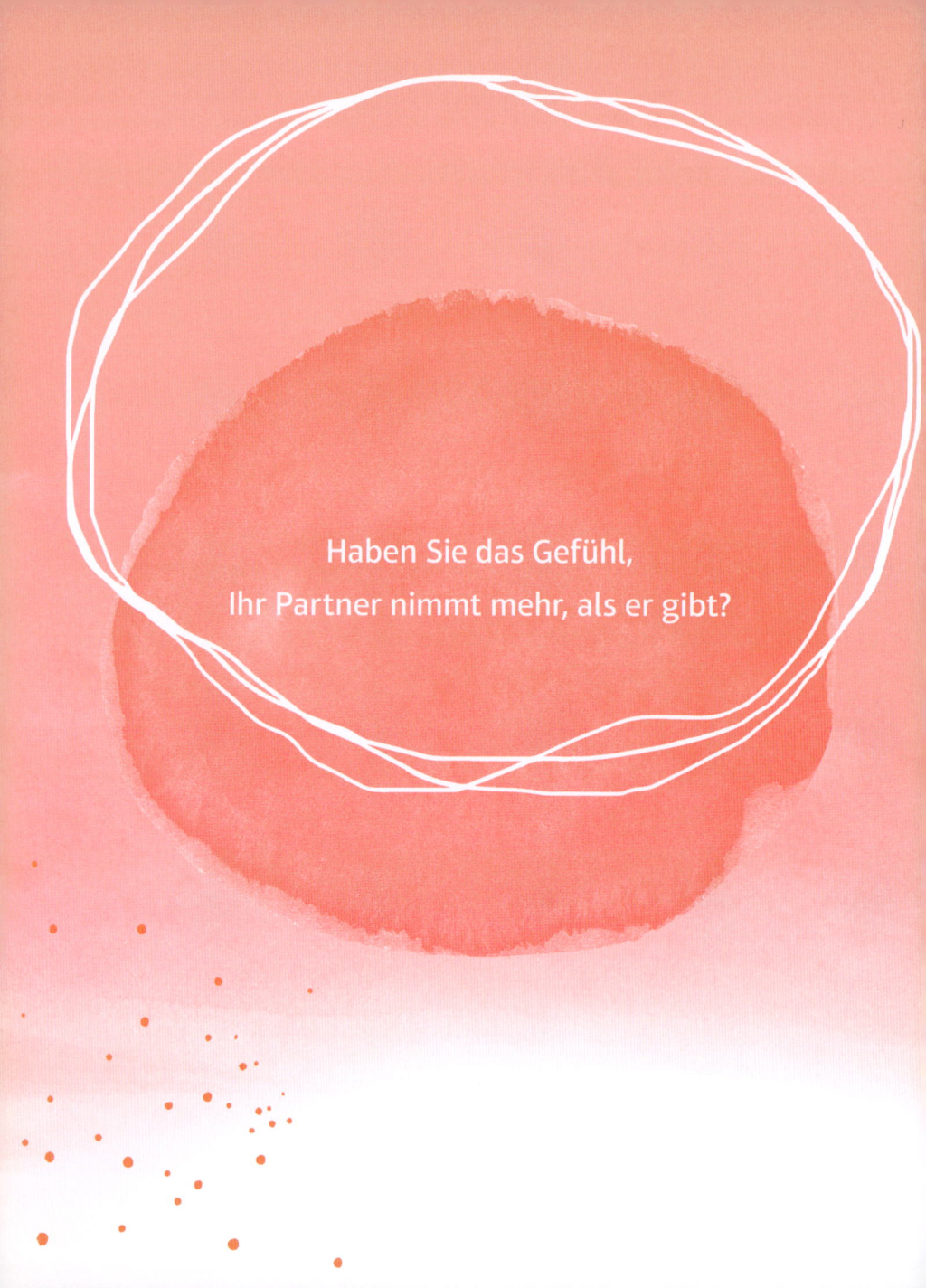

Haben Sie das Gefühl,
Ihr Partner nimmt mehr, als er gibt?

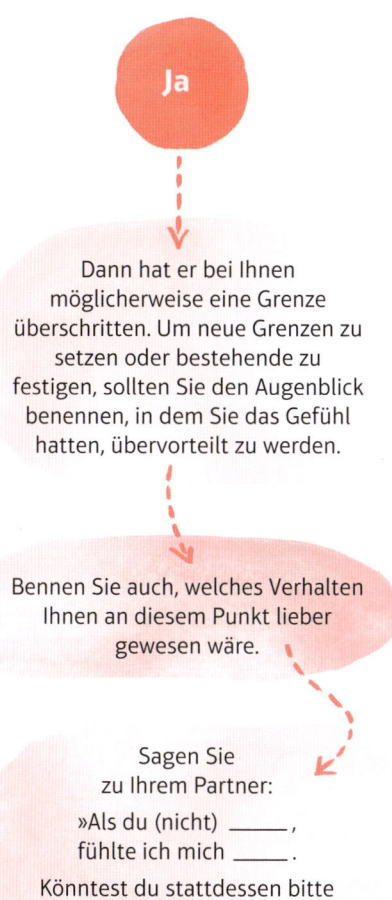

Ja

Dann hat er bei Ihnen möglicherweise eine Grenze überschritten. Um neue Grenzen zu setzen oder bestehende zu festigen, sollten Sie den Augenblick benennen, in dem Sie das Gefühl hatten, übervorteilt zu werden.

Bennen Sie auch, welches Verhalten Ihnen an diesem Punkt lieber gewesen wäre.

Sagen Sie
zu Ihrem Partner:

»Als du (nicht) _____,
fühlte ich mich _____.

Könntest du stattdessen bitte
_____ ?«

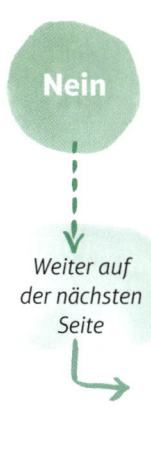

Nein

Weiter auf der nächsten Seite

Machen Sie sich Sorgen darüber, dass Sie sich schneller/langsamer entwickeln als Ihr Partner?

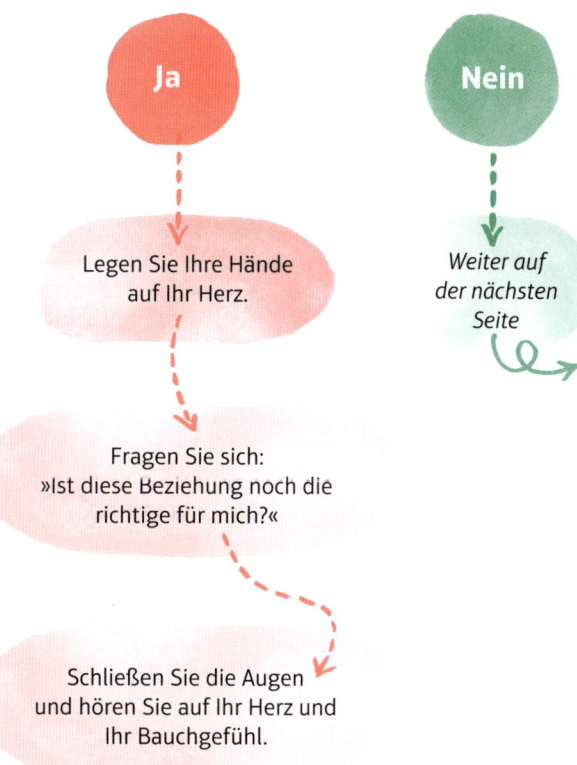

Ja

Legen Sie Ihre Hände
auf Ihr Herz.

Fragen Sie sich:
»Ist diese Beziehung noch die
richtige für mich?«

Schließen Sie die Augen
und hören Sie auf Ihr Herz und
Ihr Bauchgefühl.

Nein

*Weiter auf
der nächsten
Seite*

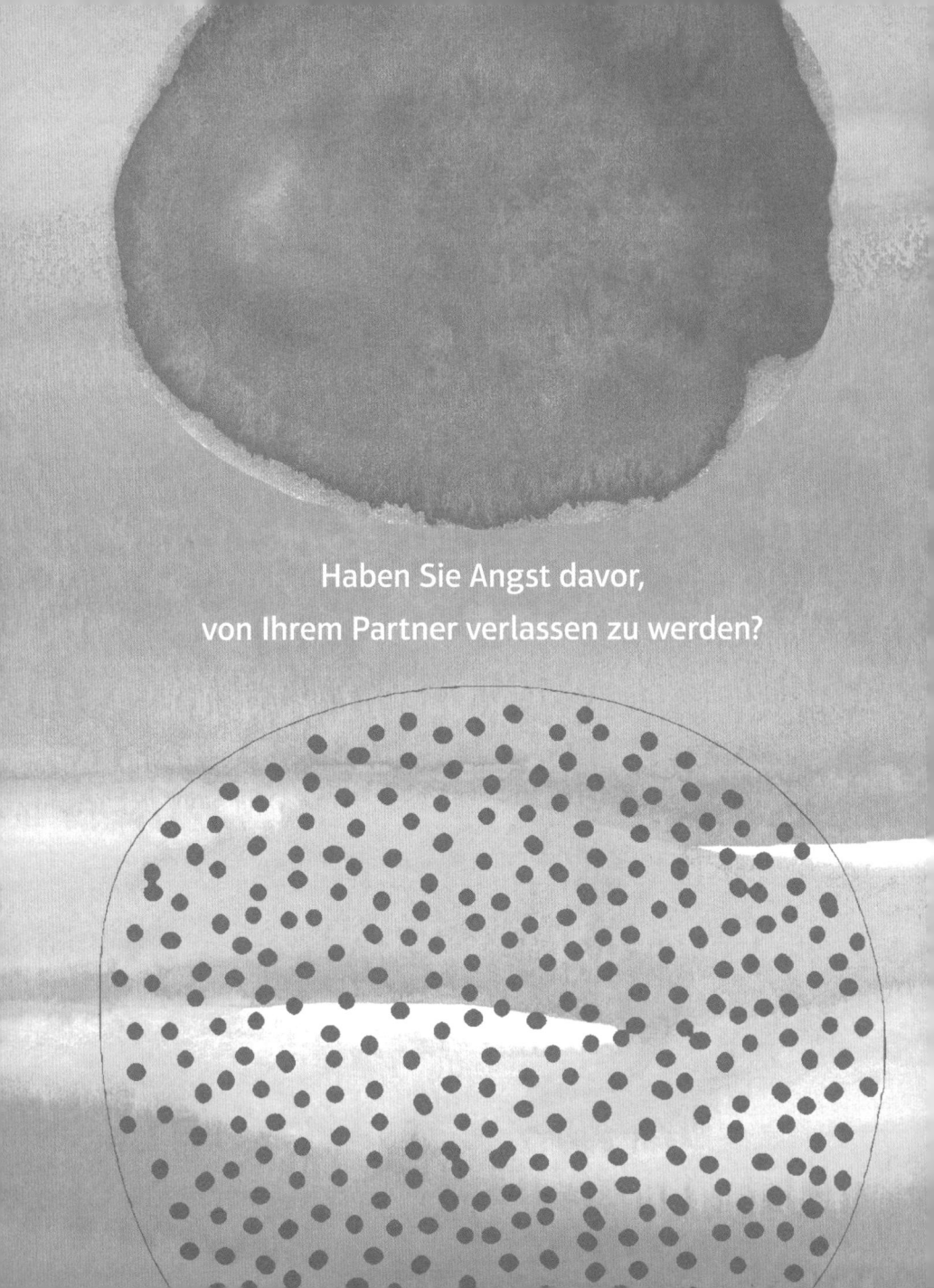

Haben Sie Angst davor,
von Ihrem Partner verlassen zu werden?

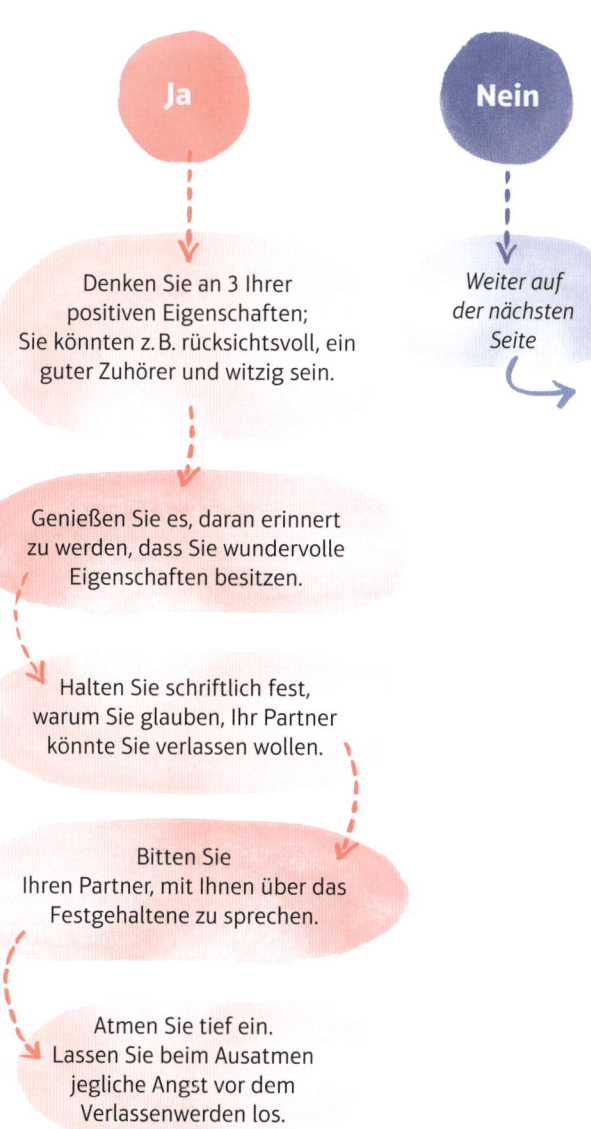

Ja

Nein

Denken Sie an 3 Ihrer positiven Eigenschaften; Sie könnten z. B. rücksichtsvoll, ein guter Zuhörer und witzig sein.

Weiter auf der nächsten Seite

Genießen Sie es, daran erinnert zu werden, dass Sie wundervolle Eigenschaften besitzen.

Halten Sie schriftlich fest, warum Sie glauben, Ihr Partner könnte Sie verlassen wollen.

Bitten Sie Ihren Partner, mit Ihnen über das Festgehaltene zu sprechen.

Atmen Sie tief ein. Lassen Sie beim Ausatmen jegliche Angst vor dem Verlassenwerden los.

Sind Sie im Schlafzimmer

eher gehemmt?

Ja

Nein

Konzentrieren Sie sich
das nächste Mal, wenn Sie mit Ihrem
Partner im Schlafzimmer sind,
auf Ihre Sinne.

*Weiter auf
der nächsten
Seite*

Schließen Sie die Augen. Was
fühlen Sie über die Berührung?

Wenn Sie soweit sind,
öffnen Sie die Augen. Was sehen Sie?

Genießen Sie
die Erfahrung.

Sollten Sie immer noch gehemmt sein,
sprechen Sie mit Ihrem Partner über Ihre Gefühle.
Was wünschen Sie sich, und wie könnten Sie dies
gemeinsam bewerkstelligen?

Die Angst davor, beim Sex zu versagen, ist eng mit dem Zustand unseres
Geistes, mit unserem Selbstbild und mit dem Vertrauen in die eigene
Fähigkeit, den Partner befriedigen zu können, verknüpft. Machen wir uns
Sorgen, ist es schwierig, in Stimmung zu kommen oder zu bleiben.

Fühlen Sie sich in Ihrer Beziehung

momentan wie betäubt?

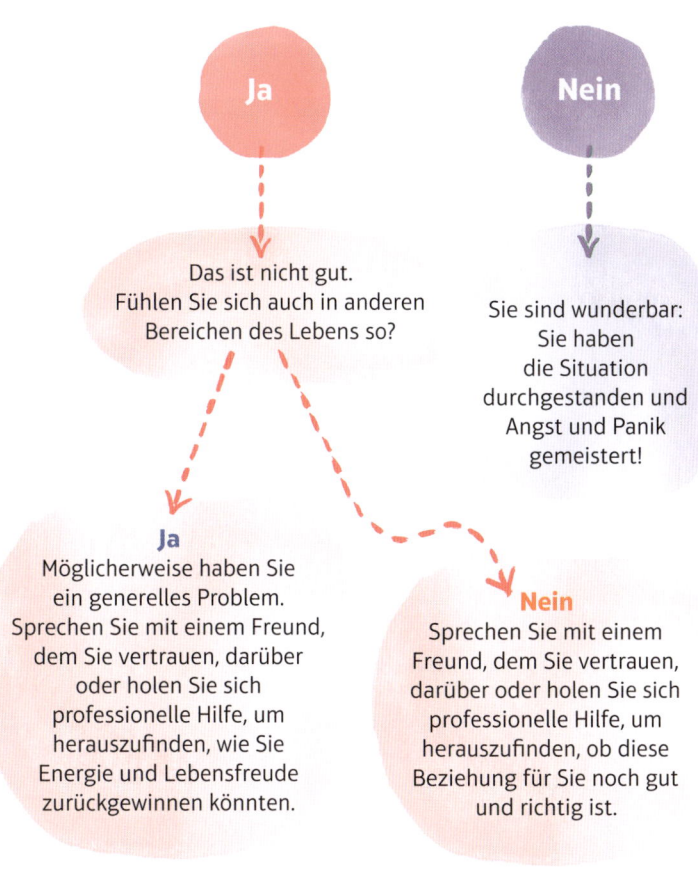

Ja

Das ist nicht gut.
Fühlen Sie sich auch in anderen
Bereichen des Lebens so?

Nein

Sie sind wunderbar:
Sie haben
die Situation
durchgestanden und
Angst und Panik
gemeistert!

Ja
Möglicherweise haben Sie
ein generelles Problem.
Sprechen Sie mit einem Freund,
dem Sie vertrauen, darüber
oder holen Sie sich
professionelle Hilfe, um
herauszufinden, wie Sie
Energie und Lebensfreude
zurückgewinnen könnten.

Nein
Sprechen Sie mit einem
Freund, dem Sie vertrauen,
darüber oder holen Sie sich
professionelle Hilfe, um
herauszufinden, ob diese
Beziehung für Sie noch gut
und richtig ist.

Sollten Sie immer noch Unbehagen,
Nervosität oder Angst verspüren, blättern
Sie zurück auf Seite 7.

Sollte sich Ihre Angst auf Folgendes beziehen:

Alltag & Arbeit: Blättern Sie auf Seite 7.

Soziales Umfeld: Blättern Sie auf Seite 67.

Beziehung: Blättern Sie auf Seite 87.

Oder lesen Sie hier weiter:

Elternschaft

Es ist nicht leicht, sich als Mutter oder Vater immer richtig zu
verhalten und sich gleichzeitig um sich selbst zu kümmern.
Haben Sie momentan Ängste bezüglich der Elternschaft,
fahren Sie auf der nächsten Seite fort.

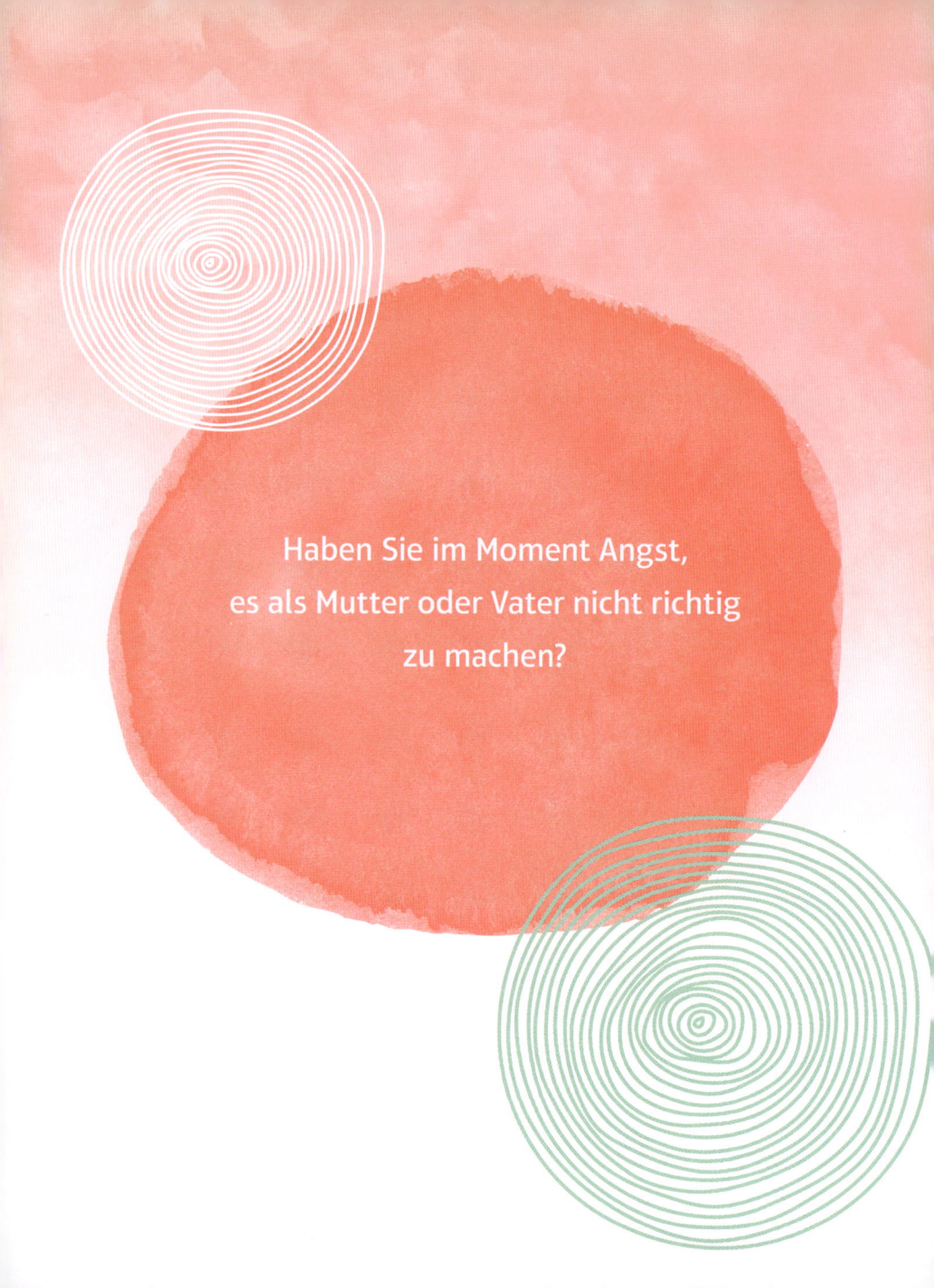

Haben Sie im Moment Angst,
es als Mutter oder Vater nicht richtig
zu machen?

Ja

Nein

Denken Sie immer daran, dass es für Eltern nie nur einen richtigen Weg gibt.

Weiter auf der nächsten Seite

Nehmen Sie ein Blatt Papier zur Hand.

Schreiben Sie 5 Dinge auf, die Sie als Mutter oder Vater richtig gut machen.

Lesen Sie sich die Liste noch eimal durch.

Atmen Sie die Tatsache ein, dass Sie Ihr Bestmögliches tun. Lassen Sie beim Ausatmen jegliche Selbstzweifel los.

Betrifft Ihre Sorge, etwas falsch zu machen, nicht nur die Elternschaft, blättern Sie zurück auf Seite 7.

Fühlen Sie sich

über alle Maßen erschöpft?

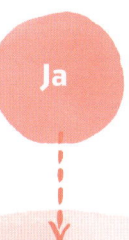

Ja

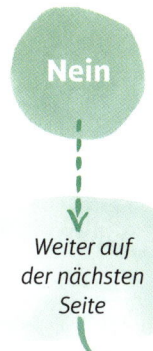

Nein

Stellen Sie sich Ihren
Energiehaushalt als Konto vor.
Manche Menschen überweisen
regelmäßig etwas, andere nur dann,
wenn etwas übrig ist.

*Weiter auf
der nächsten
Seite*

Sie sind vorübergehend die zweite
Person. Wann immer es Ihnen möglich
ist, sich auch nur kurz auszuruhen
oder zu schlafen, sollten Sie dies als
Einzahlung auf Ihr Konto betrachten.

Damit sammelt sich zwar nicht so viel
an, wie Sie wahrscheinlich hofften,
aber es sammelt sich etwas an.

Atmen Sie tief ein.
Lassen Sie beim Ausatmen
jeglichen Frust bezüglich Ihres
Energieniveaus los.

ZUSATZAUFGABE Wenn Sie die
Gelegenheit haben, zu meditieren oder zu
schlafen – ergreifen Sie sie!

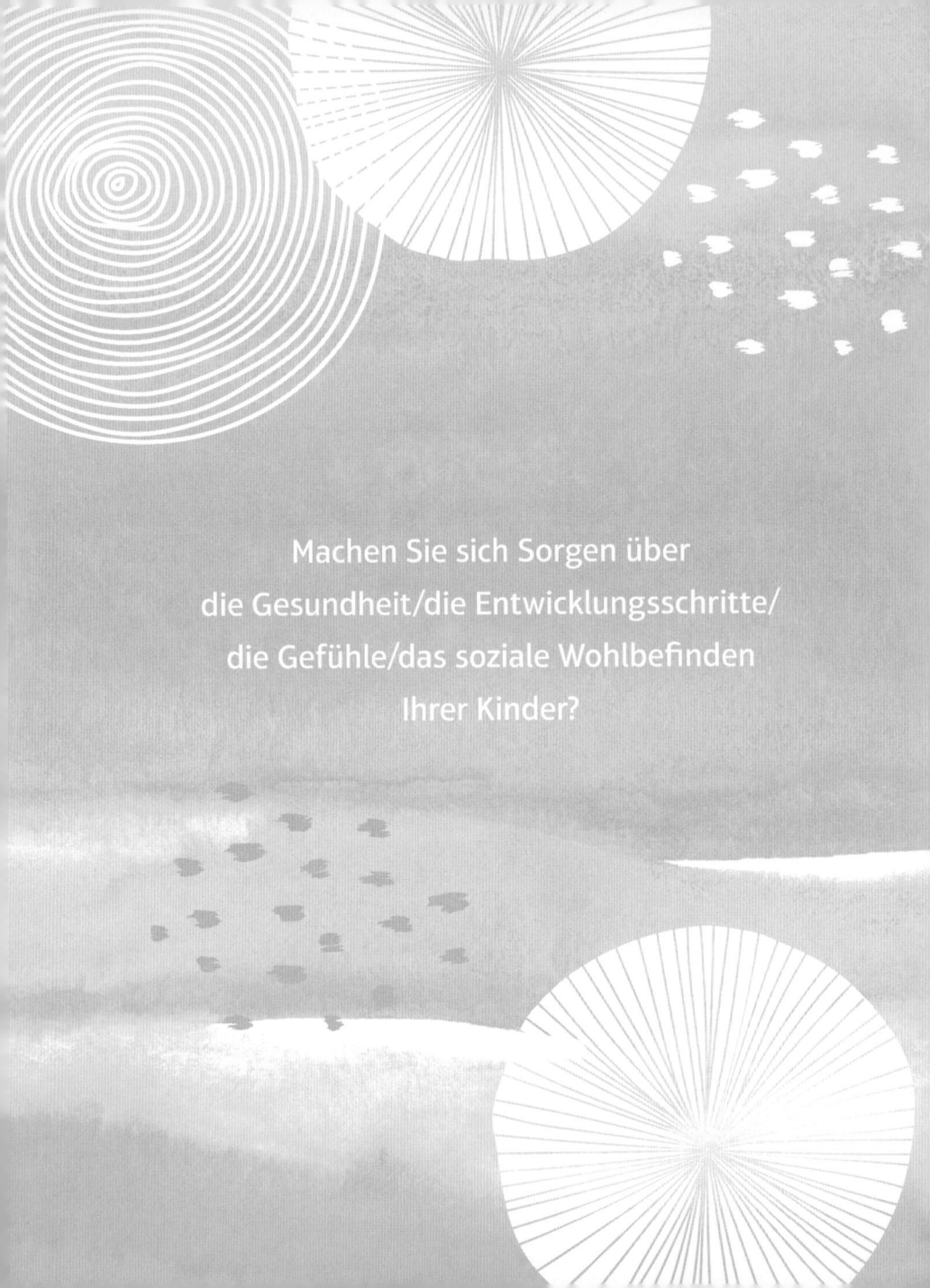

Machen Sie sich Sorgen über
die Gesundheit/die Entwicklungsschritte/
die Gefühle/das soziale Wohlbefinden
Ihrer Kinder?

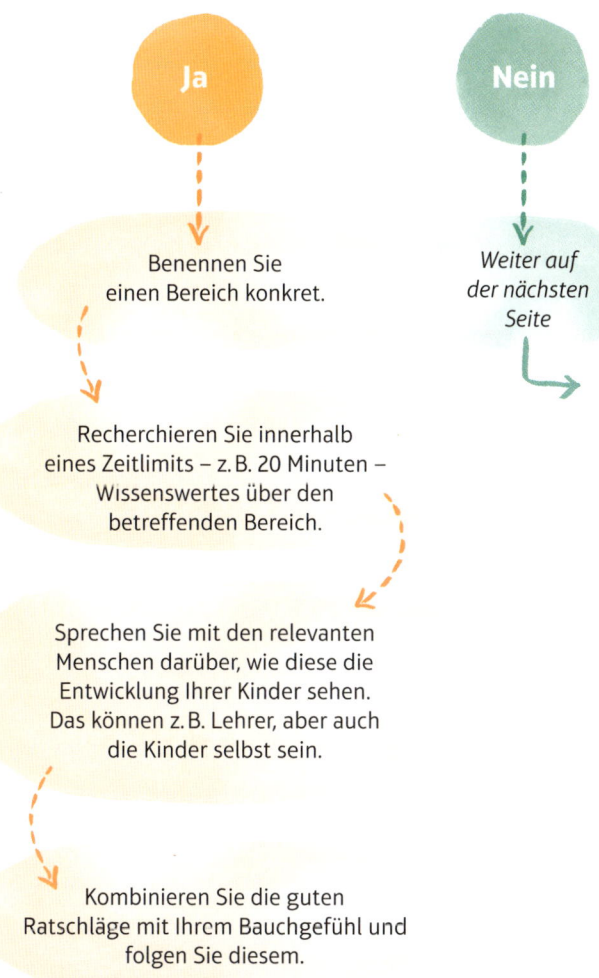

Ja

Benennen Sie
einen Bereich konkret.

Recherchieren Sie innerhalb
eines Zeitlimits – z. B. 20 Minuten –
Wissenswertes über den
betreffenden Bereich.

Sprechen Sie mit den relevanten
Menschen darüber, wie diese die
Entwicklung Ihrer Kinder sehen.
Das können z. B. Lehrer, aber auch
die Kinder selbst sein.

Kombinieren Sie die guten
Ratschläge mit Ihrem Bauchgefühl und
folgen Sie diesem.

Nein

Weiter auf
der nächsten
Seite

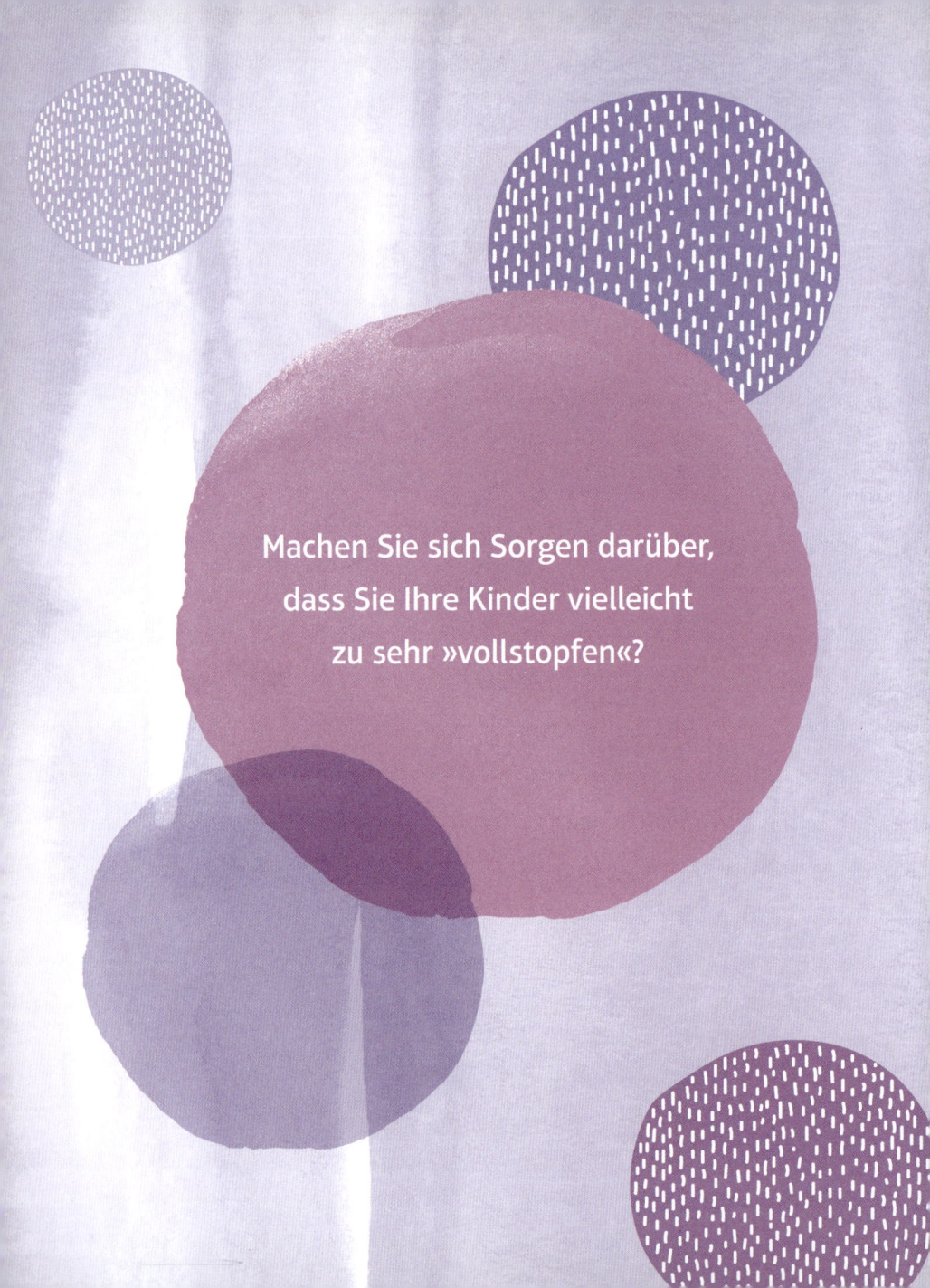

Machen Sie sich Sorgen darüber,
dass Sie Ihre Kinder vielleicht
zu sehr »vollstopfen«?

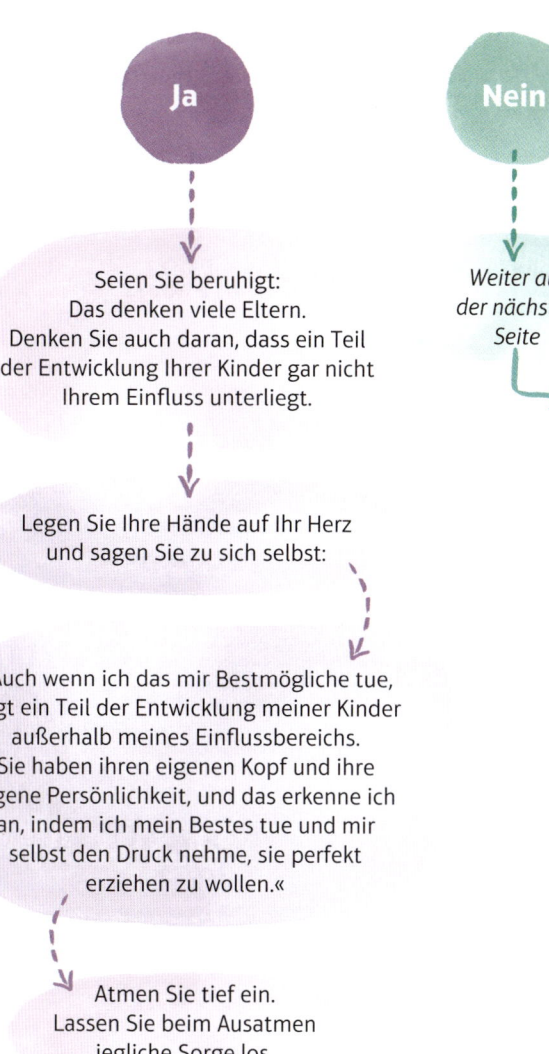

Ja

Seien Sie beruhigt:
Das denken viele Eltern.
Denken Sie auch daran, dass ein Teil
der Entwicklung Ihrer Kinder gar nicht
Ihrem Einfluss unterliegt.

Legen Sie Ihre Hände auf Ihr Herz
und sagen Sie zu sich selbst:

»Auch wenn ich das mir Bestmögliche tue,
liegt ein Teil der Entwicklung meiner Kinder
außerhalb meines Einflussbereichs.
Sie haben ihren eigenen Kopf und ihre
eigene Persönlichkeit, und das erkenne ich
an, indem ich mein Bestes tue und mir
selbst den Druck nehme, sie perfekt
erziehen zu wollen.«

Atmen Sie tief ein.
Lassen Sie beim Ausatmen
jegliche Sorge los.

Nein

*Weiter auf
der nächsten
Seite*

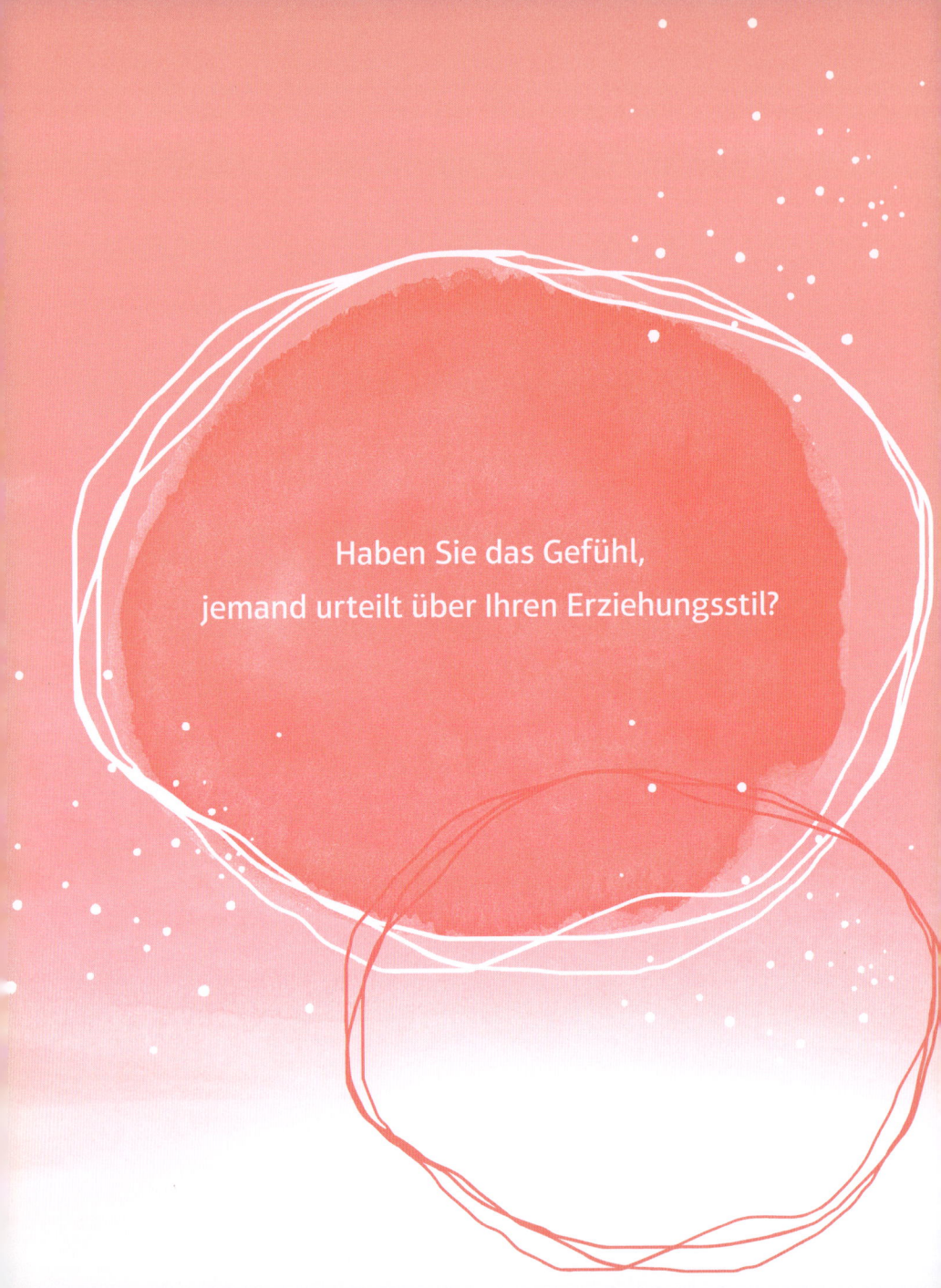

Haben Sie das Gefühl,
jemand urteilt über Ihren Erziehungsstil?

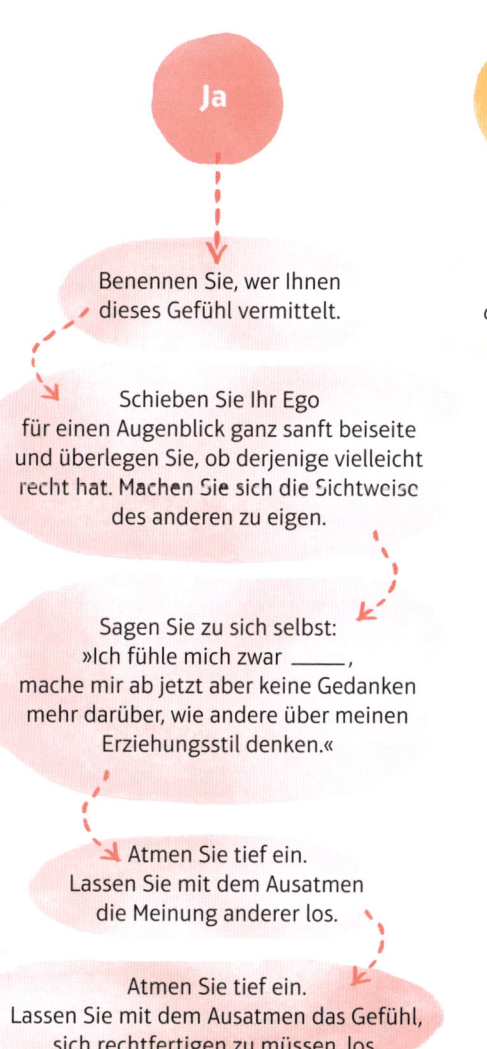

Ja

Benennen Sie, wer Ihnen
dieses Gefühl vermittelt.

Schieben Sie Ihr Ego
für einen Augenblick ganz sanft beiseite
und überlegen Sie, ob derjenige vielleicht
recht hat. Machen Sie sich die Sichtweise
des anderen zu eigen.

Sagen Sie zu sich selbst:
»Ich fühle mich zwar _____,
mache mir ab jetzt aber keine Gedanken
mehr darüber, wie andere über meinen
Erziehungsstil denken.«

Atmen Sie tief ein.
Lassen Sie mit dem Ausatmen
die Meinung anderer los.

Atmen Sie tief ein.
Lassen Sie mit dem Ausatmen das Gefühl,
sich rechtfertigen zu müssen, los.

Nein

*Weiter auf
der nächsten
Seite*

Wenn Menschen über andere urteilen, versuchen sie dadurch häufig, eigene
Entscheidungen zu rechtfertigen. Das ist zwar unangenehm, doch sollten wir
uns immer wieder klar machen, dass auch sie nur ihr Bestes geben wollen.

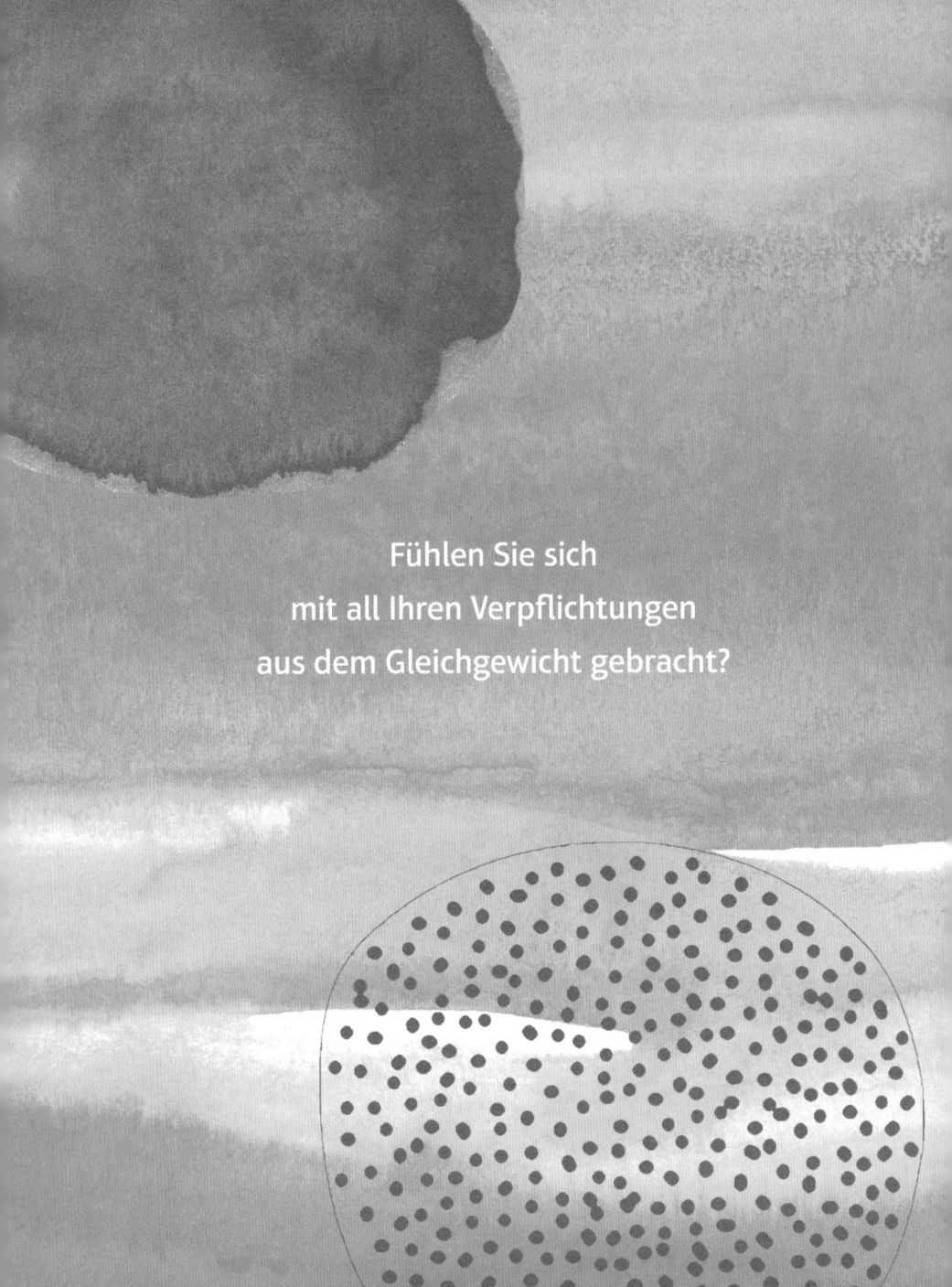

Fühlen Sie sich
mit all Ihren Verpflichtungen
aus dem Gleichgewicht gebracht?

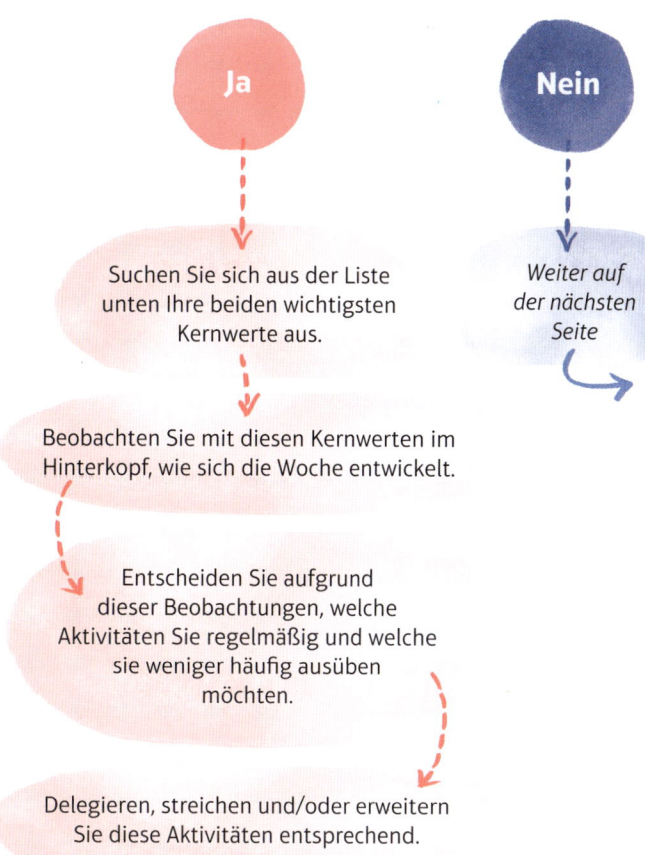

Ja

Nein

Suchen Sie sich aus der Liste unten Ihre beiden wichtigsten Kernwerte aus.

Weiter auf der nächsten Seite

Beobachten Sie mit diesen Kernwerten im Hinterkopf, wie sich die Woche entwickelt.

Entscheiden Sie aufgrund dieser Beobachtungen, welche Aktivitäten Sie regelmäßig und welche sie weniger häufig ausüben möchten.

Delegieren, streichen und/oder erweitern Sie diese Aktivitäten entsprechend.

KERNWERTE Abenteuer • Authentizität • Einbeziehung Energie • Familie • Freiheit • Gemeinschaft • Geschäft • Gesundheit Glaube • Glück • Harmonie • Karriere • Kreativität • Lernen • Liebe Reisen • Respekt • Sicherheit • Spiritualität • Unabhängigkeit Wohlstand

Wünschen Sie sich

Ihr altes Leben ohne Kinder zurück?

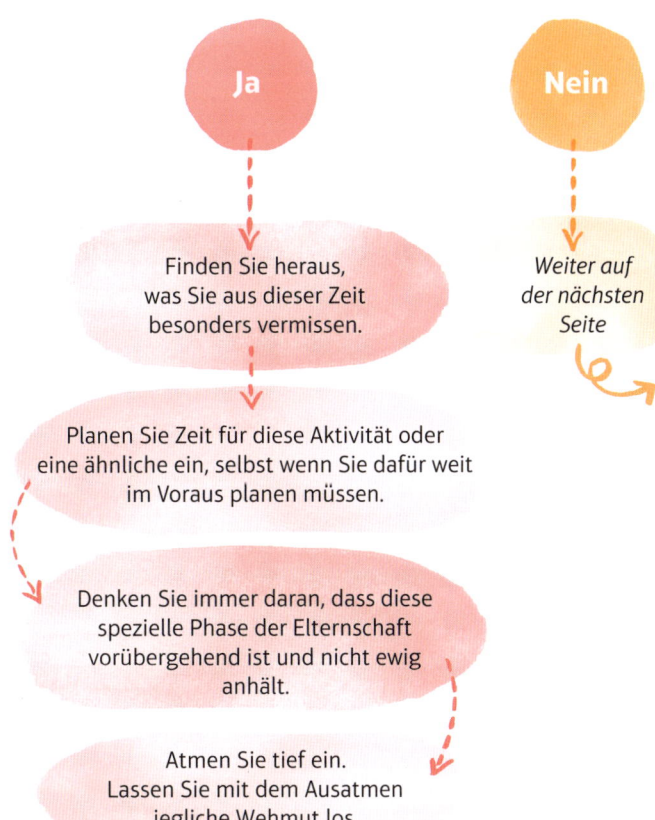

Ja

Nein

Finden Sie heraus,
was Sie aus dieser Zeit
besonders vermissen.

*Weiter auf
der nächsten
Seite*

Planen Sie Zeit für diese Aktivität oder
eine ähnliche ein, selbst wenn Sie dafür weit
im Voraus planen müssen.

Denken Sie immer daran, dass diese
spezielle Phase der Elternschaft
vorübergehend ist und nicht ewig
anhält.

Atmen Sie tief ein.
Lassen Sie mit dem Ausatmen
jegliche Wehmut los.

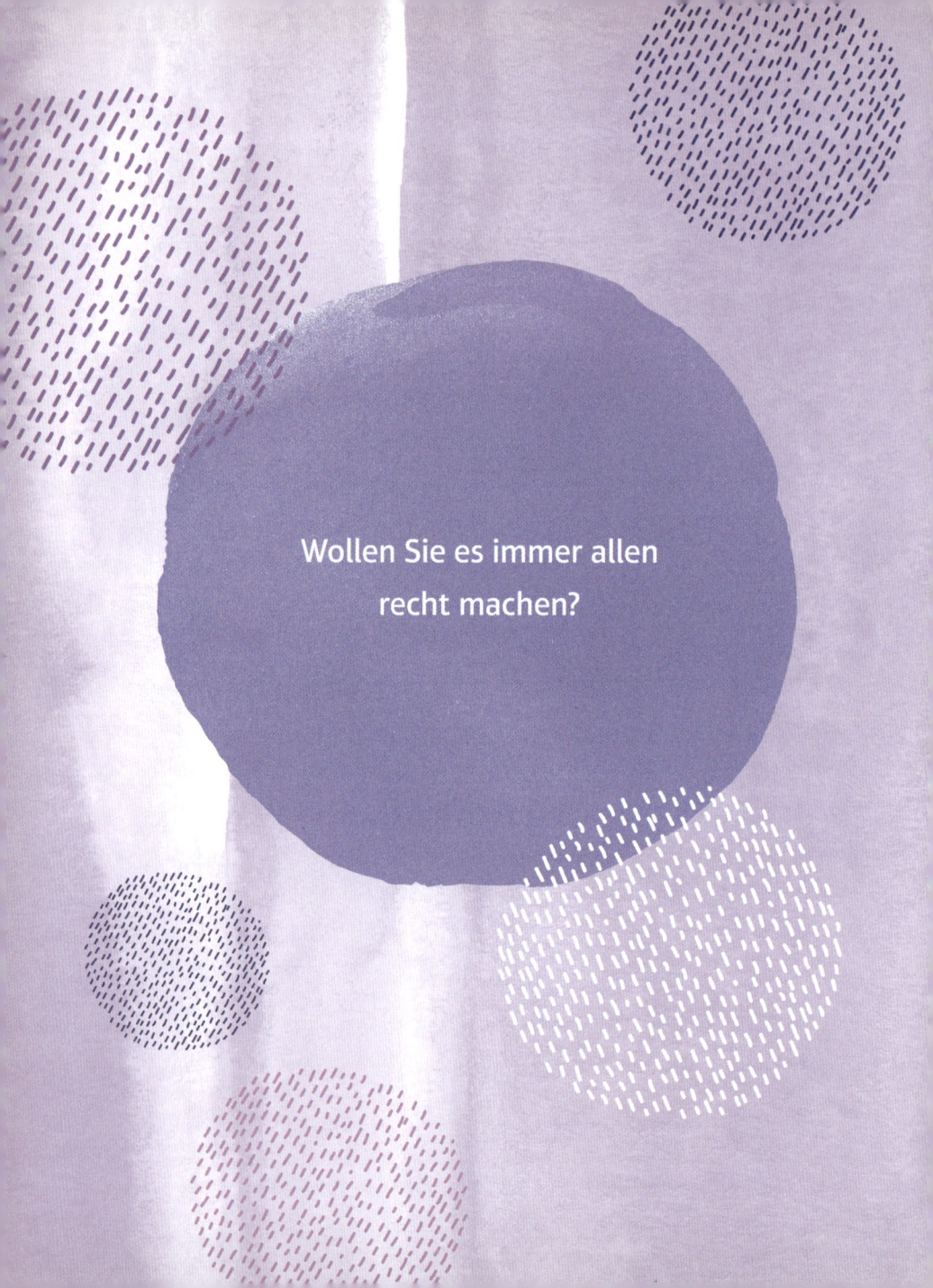

Wollen Sie es immer allen recht machen?

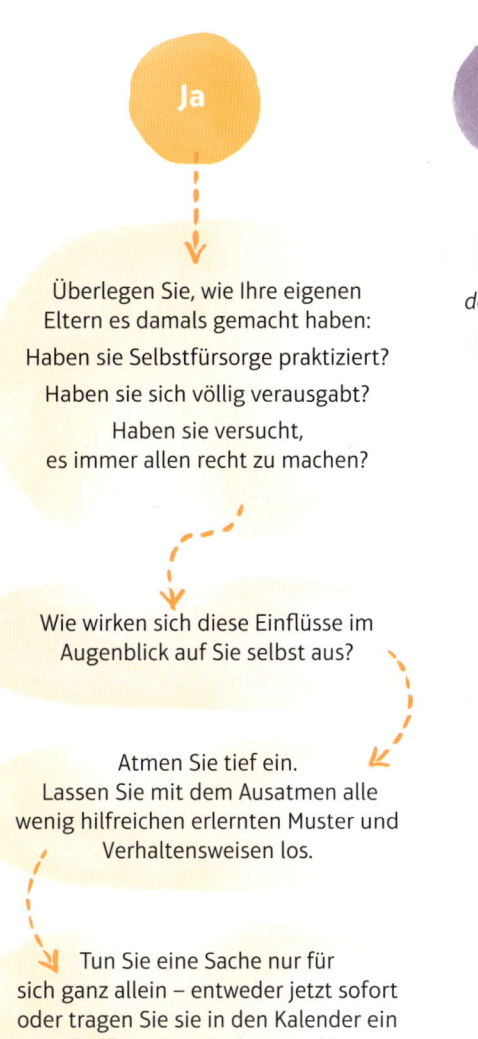

Ja

Nein

Überlegen Sie, wie Ihre eigenen
Eltern es damals gemacht haben:

Haben sie Selbstfürsorge praktiziert?

Haben sie sich völlig verausgabt?

Haben sie versucht,
es immer allen recht zu machen?

*Weiter auf
der nächsten
Seite*

Wie wirken sich diese Einflüsse im
Augenblick auf Sie selbst aus?

Atmen Sie tief ein.
Lassen Sie mit dem Ausatmen alle
wenig hilfreichen erlernten Muster und
Verhaltensweisen los.

Tun Sie eine Sache nur für
sich ganz allein – entweder jetzt sofort
oder tragen Sie sie in den Kalender ein
(und tun Sie sie dann auch).

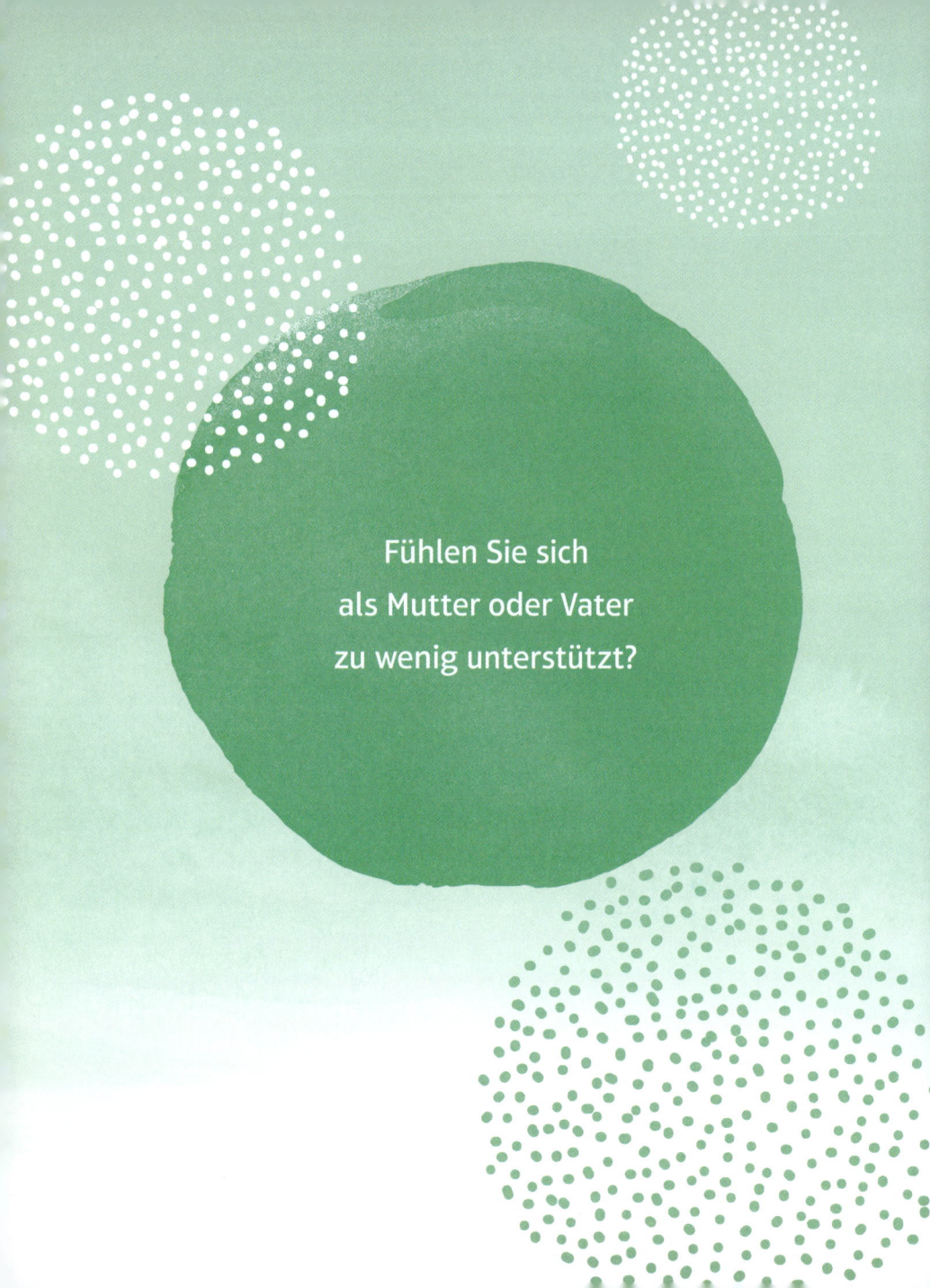

Fühlen Sie sich
als Mutter oder Vater
zu wenig unterstützt?

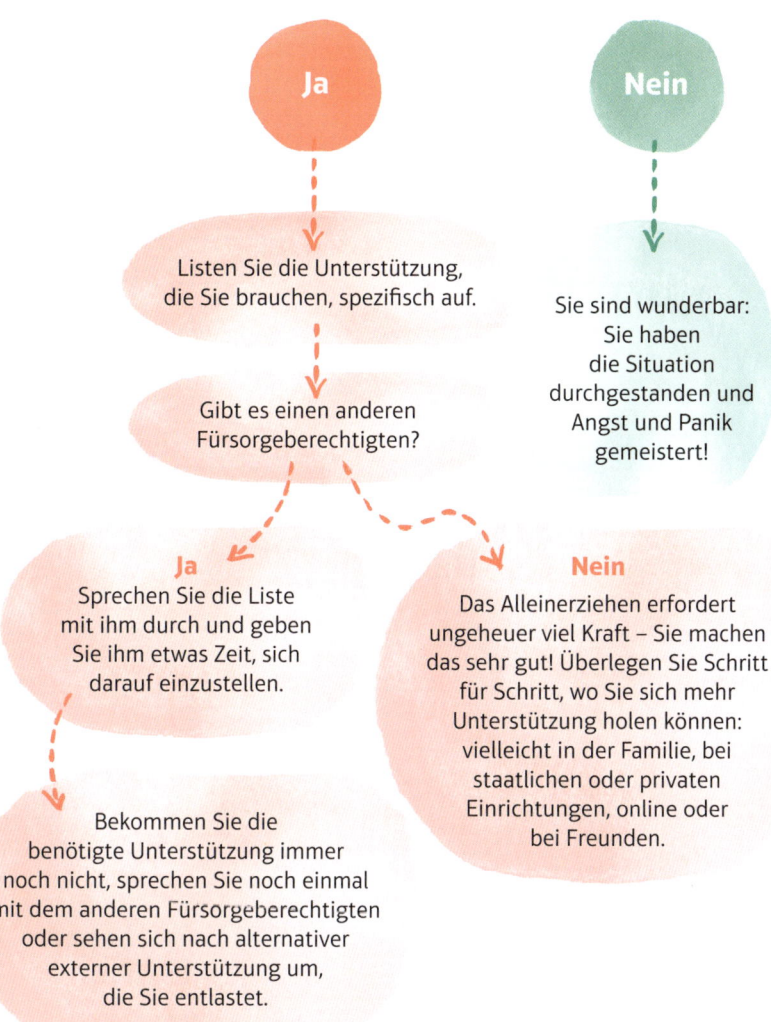

Ja

Nein

Listen Sie die Unterstützung, die Sie brauchen, spezifisch auf.

Sie sind wunderbar: Sie haben die Situation durchgestanden und Angst und Panik gemeistert!

Gibt es einen anderen Fürsorgeberechtigten?

Ja

Sprechen Sie die Liste mit ihm durch und geben Sie ihm etwas Zeit, sich darauf einzustellen.

Nein

Das Alleinerziehen erfordert ungeheuer viel Kraft – Sie machen das sehr gut! Überlegen Sie Schritt für Schritt, wo Sie sich mehr Unterstützung holen können: vielleicht in der Familie, bei staatlichen oder privaten Einrichtungen, online oder bei Freunden.

Bekommen Sie die benötigte Unterstützung immer noch nicht, sprechen Sie noch einmal mit dem anderen Fürsorgeberechtigten oder sehen sich nach alternativer externer Unterstützung um, die Sie entlastet.

Sollten Sie immer noch Unbehagen, Nervosität oder Angst verspüren, blättern Sie zurück auf Seite 7.

Hilfe im Notfall

TelefonSeelsorge®
0800 / 111 0 111 und 0800 / 111 0 222
www.telefonseelsorge.de

Ärztlicher psychiatrischer Bereitschaftsdienst
116 117 (bundesweit)

NAKOS
Nationale Kontakt- und Informationsstelle zur Anregung und Unterstützung von Selbsthilfegruppen: 030 / 8914019

Anmerkungen

Seite 11: Das Box Breathing wurde von dem ehemaligen US Navy SEAL Mark Divine entwickelt.

Seite 65: Die »Handkantentechnik« entstammt den von Gary Craig entwickelten Emotional Freedom Techniques (EFT).

Seite 95: Angelehnt an die Stressbewältigungsmethoden von Nancy Loving Tubesing.

Danksagung

Wenn Sie ein Buch schreiben wollen (was unbedingt zu empfehlen ist!), wünsche ich Ihnen, dass Sie ebenso viele tolle Menschen um sich haben, wie ich sie gehabt habe, denn sie haben dieses Buch erst möglich gemacht. Mit Verstand und Herz haben Jane Morrow und das Team von Murdoch Books zum Entwickeln, Überarbeiten und Gestalten dieses Buchs beigetragen. Inspirierte Frauen können andere Frauen wirklich inspirieren!

Man sagt zwar, die Familie kann man sich nicht aussuchen, aber könnte man, würde ich meine wählen. Mit ihrer Energie und Kraft hat sie mir den Weg gewiesen und diesen geprägt. Ich danke meiner Mum, die mich immer wieder daran erinnert, wie wichtig und richtig es ist, mich selbst zu entlasten, und die immer sagt, mit einer Tasse Tee gehe vieles leichter. Ich danke meinem Dad, der mir gezeigt hat, dass logische Stringenz (Entscheidungsbäume!) mit tiefer Fürsorge kombiniert werden können und dass daraus ganz Erstaunliches erwachsen kann. Ich danke meiner Schwester Trinette, die mich immer wieder an die Wichtigkeit von gemeinsamer Zeit erinnert, sowie meiner anderen Schwester Marnie, die mir dabei hilft, die Schönheit der Welt mit den Augen der Künstlerin zu sehen.

Und schließlich danke ich dem Katalysator dieses Buchs, meinem wunderschönen Mann Ivan: Danke, dass du Leichtigkeit und Sicherheit in mein Leben bringst. Du bist der Zufluchtsort, an dem ich auch einmal zusammenbrechen darf. Und das zu wissen, sorgt dafür, dass es weniger oft passiert.

PS Zudem gilt mein Dank all den Coaches, Wissenschaftlern, spirituellen Führern, Yogis, Psychologen, Lichtarbeitern, Autoren und Vordenkern, die jenen den Weg geebnet haben, die ganzheitlich tätig sind. Eure Ausdauer darin, immer wieder neue Möglichkeiten zu finden, anderen zu helfen, hat mir wiederum dabei geholfen, dasselbe zu tun.

ISBN: 978-3-8094-4453-4
1. Auflage

Umschlaggestaltung: Atelier Versen, Bad Aibling
Illustrationen und Gestaltung: Trisha Garner
Projektleitung: Birte Dittmann
Übersetzung: Dr. Ulrike Kretschmer, München
Satz und Redaktion: Dr. Alex Klubertanz, Garmisch-Partenkirchen
Herstellung: Timo Wenda

Druck: C&C Offset Printing Co., Ltd
Printed in China

Penguin Random House Verlagsgruppe FSC® N001967